L'AMOUR CHEZ LES DÉGÉNÉRÉS

Docteur GALLUS

L'AMOUR

CHEZ

LES DÉGÉNÉRÉS

ÉTUDE

Anthropologique, Philosophique & Médicale

« *La société a les criminels qu'elle mérite.* »

Professeur Lacassagne.

1235

PARIS

ÉMILE PETIT. Éditeur

4, passage de la Petite-Boucherie, 4
168, Boul. St-Germain, 168

1905

PRÉFACE

La physiologie et la psychologie des êtres anormaux ont aujou
d'hui effectué suffisamment de chemin, pour qu'il ne soit plus
besoin de les légitimer.

Les dégénérés sont des êtres anormaux qu'ont connus toutes les
espèces, toutes les latitudes, toutes les civilisations, tous les temps.

L'espèce n'aspire qu'à se conserver intacte, forte, normale et
belle, elle tend toujours à se débarrasser des dégénérés qui, en se
perpétuant, ne manqueraient pas de l'amoindrir.

Grâce à la sélection, l'évolution suit aveuglément sa marche vers
le plus parfait. Vaincus par les milieux cosmiques et sociaux, les
dégénérés sont des individus mal adaptés que la sélection se doit de
aire disparaître.

Il est donc naturel, fatal, que les dégénérés aient leur instinct
sexuel modifié. Les troubles de la fonction sexuelle seront, aux yeux
du naturaliste, de l'anthropologiste et du médecin, des syndromes
de dégénérescence.

C'est l'étude de ces troubles qui fut condensée en cet ouvrage,
étude, sommaire clinique, philosophique, que nous avons schéma-
tisée pour la rendre plus claire, plus compréhensible, plus accessible
à tous. Nous l'avons faite sans détours, sans aucun souci des pru-
deries stupides, en le seul dessin d'être utile.

Nous voudrions qu'on cessât de regarder comme des parias ceux-
là qui sont les vaincus de la vie, qui ont hérité des tares de leurs
aïeux et qu'au contraire ceux-là qui ne doivent qu'au hasard le
bonheur d'être normaux et forts, se plaisent dorénavant à plaindre
plutôt qu'à punir ou qu'à blâmer.

Puisse ce modeste travail atteindre son but et faire naître pour
les faibles, pour les dégénérés, un peu d'humaine pitié.

Docteur GALLUS

CHAPITRE I

La dégénérescence, les dégénérés, les troubles de la fonction sexuelle

!

L'étude des dégénérescences humaines est relativement récente. Elle date à peine d'un demi siècle.

C'est Morel qui, dans son magistral *Traité des dégénérescences de l'espèce humaine*, qui parut en 1857, en fit le le premier une étude approfondie, minutieuse, claire, d'une haute portée scientifique et d'une grande valeur philosophique.

Morel avait tracé une route nouvelle, montré des horizons nouveaux. Après lui ceux qui vinrent, comme Magnan, Cullerre, Legrain, Féré, apporter le concours de leur intelligence à l'examen de cette question, n'eurent plus qu'à marcher sur un chemin déjà nettement tracé, n'eurent qu'à développer plus avant les idées jetées par le maître, qu'à modifier ce qui paraissait, aux yeux de Morel, scientifiquement étayé et qui n'était que pure hypothèse, qu'insoutenable métaphysique.

La dégénérescence humaine est, à présent, une thèse nettement établie et son esprit, ses tendances pénètrent à ce point le domaine public qu'il n'est personne désormais qui ne se pare d'une « phobie », d'une « philie » ou d'une « manie » quelconque, qu'on caresse, qu'on entretient, qu'on ne voudrait détruire, mais qu'on développe au contraire comme une précieuse marque d'originalité.

Qu'est-ce donc que la dégénérescence ?

La dégénérescence est, selon la définition du Dr Legrain, l'état morbide d'un sujet dont les fonctions cérébrales accusent un état d'imperfection notoire si on les compare à l'état cérébral des types générateurs.

A cette définition nous préférons celle, plus complète, qu'en a donnée le Dr. Magnan :

« La dégénérescence est l'état de l'être qui, comparativement à ses générateurs, est amoindri dans sa résistance psycho-physique. Cet amoindrissement, qui se traduit par des stigmates indélibiles, est essentiellement progressif ; il aboutit plus ou moins rapidement à l'anéantissement de l'espèce ».

Cette idée de l'anéantissement de l'espèce comme aboutissant fatal de la dégénérescence avait déjà été émise par Morel. « La dégénérescence, avait écrit ce grand aliéniste, est un état maladif qui exclut nécessairement la possibilité d'un progrès ou d'une continuité de l'espèce » (1).

L'erreur de Morel fut de croire que la dégénérescence était une déviation maladive du type normal de l'humanité, ce type normal étant à ses yeux le type primitif et le chef d'œuvre de la Création.

Morel était un théiste. Il pensait que, selon le mot de la Bible, l'homme était le chef-d'œuvre d'une création effectuée par Dieu. La dégénérescence n'était pour lui qu'un écart pathologique, effectué par des causes nombreuses dont il fit une nomenclature exacte et justifiée, et qui éloignait un individu du type ancestral créé par Dieu « à son image et à sa ressemblance ».

Ces idées ne sauraient plus avoir cours. Ces théories ne sauraient aujourd'hui glaner des adeptes, car elles vont à à l'encontre des découvertes scientifiques les plus récentes et les mieux établies.

Ce n'est pas au début des âges qu'il faut placer la perfection et les états de dégénérescence ne sont pas les altérations d'un plan initial et parfait. La perfection est

---

(1) MOREL. *Traité des dégénérescences*, page 35.

au contraire, le but vers lequel l'humanité, avec toute la cohorte des myriades d'êtres vivants, marche en évoluant.

L'évolution! Voilà ce que n'avait pas soupçonné Morel. D'où les erreurs qui nous semblent aujourd'hui colossales et qui déparent son œuvre pourtant si précieuse.

La vie marche sans cesse, en allant du moins parfait au plus parfait. La vie évolue lentement, fatalement, vers plus de mieux être, c'est-à-dire vers plus de perfection réalisée.

Qu'est-ce que la dégénérescence par rapport à l'évolution ?

Elle en est juste le contraire.

Elle est un mouvement de régression, allant d'un état plus parfait vers un état moins parfait. Elle fait disparaître d'un seul coup une ou plusieurs des étapes déjà parcourues au prix de la lutte incessante que soutinrent des organismes successifs afin de mieux s'adapter. Elle est une involution.

Pour mesurer la déchéance qu'elle détermine, il faut établir une comparaison entre le type dit dégénéré et ses ascendants. Il ne s'agit pas, comme le croyait Morel, d'un individu qui perd la perfection, mais d'un individu qui naît plus imparfait que ne l'étaient ses parents, et conséquemment moins bien adapté, moins résistant, condamné à la défaite, à la disparition. Les dégénérescences sont donc relatives. Elles ne sont rien en elles mêmes.

« Le dégénéré existe, dit Legrain, dès qu'à la suite des influences novices exercées par les causes dites génératrices, un nouveau type naît différent de ses ancêtres par des attributs morbides caractérisés essentiellement par l'état d'infériorité psycho-physique. »

Par suite de cette infériorité, le dégénéré est condamné à être vaincu par les milieux cosmique, tellurique et social qui l'entourent, car il n'a pas hérité des aptitudes que possédaient ses ascendants pour vivre, se développer et se perpétuer en ces milieux, c'est-à-dire pour se défendre contre les mille causes de maladie et de mort qui l'entourent.

Un dégénéré, par définition, est donc condamné à disparaître. Tôt ou tard, son aboutissant sera l'idiotie. L'idiot est, en effet, le summum de la dégradation qui marque l'anéantissement de l'espèce et qui résume toutes les dégradations que subissent successivement ses parents pendant le temps, toujours assez court, que dura l'involution.

On a fort discuté pour établir nettement le chemin que suivait cette involution et la valeur essentielle du dégénéré. Le problème est celui-ci : quand la dégénérescence opère son œuvre, le dégénéré se dégrade-t-il en remontant la série des échelons que dut gravir son espèce, avant de parvenir à sa forme actuelle, ou bien cette déchéance de l'espèce se montre-t-elle en engendrant de nouveaux types dont l'incapacité de vivre et de se perpétuer est le fruit de leur incomplétude ?

Le dégénéré, pour Lombroso, est un être égaré au sein de la civilisation moderne et il l'a comparé au sauvage.

Magnan et quelques-uns de ses élèves se sont récriés contre cette façon de considérer le dégénéré.

« L'être brut, inculte, arriéré, le sauvage si l'on veut, répondit Magnan à Lombroso, est un être plus instinctif, moins intellectuel que celui qu'on est convenu d'appeler civilisé, mais ce n'est pas un dégénéré ».

Soit, Lombroso eut tort de comparer le dégénéré au sauvage. Encore faudrait-il, pour le certifier pleinement, être certain que Lombrose entendait par sauvages les actuels individus des peuplades du continent noir, et non point ceux-là de nos ancêtres qui vécurent, il y a des milliers ou des millions d'années sur des continents dont nous ne faisons que soupçonner la configuration.

Sans doute nous ne regardons pas le sauvage anthropophage comme un dégénéré parce qu'il mangera les vieillards de sa tribu qu'il considère comme inutiles. La morale est évolutive et changeante, le crime, en conséquence, est lui aussi évolutif et changeant.

Mais la thèse de Lombroso n'est pas pour cela abattue. Elle est au contraire, tout à fait en concordance avec les lois embryogéniques.

Tout être, en son développement personnel, résume toutes les phases qu'a subies le développement de l'espèce à laquelle il appartient. Sous l'effet de causes, dont il sera parlé plus loin, cet être peut s'arrêter en un stade de son développement, il représentera donc un maillon dont la chaîne ininterrompue va du premier être doué de vie jusqu'à nous-mêmes, il sera un dégénéré d'involution.

Le fait que les dégénérés ne sont pas améliorables et ne peuvent regagner le chemin perdu, ne prouve pas contre cette manière de voir. Le plus petit stade fut franchi par l'humanité en des milliers d'années. Pouvons-nous supposer que le terrain puisse en quelques années, s'enrichir de ce que l'espèce n'a pu acquérir qu'au cours d'un laps de temps énorme ?

Bref, le dégénéré est un être qui n'a pas les aptitudes que possèdent les individus de son espèce pour vivre, se développer et se perpétuer dans notre milieu actuel. L'homme dégénéré est condamné à s'éteindre sans descendance ou tout au moins à engendrer des descendants qui bien vite cesseront de se reproduire.

Qu'il représente le type d'un être ancestral ou un type nouveau qui n'a jamais connu son semblable, nous ne pouvons nous laisser aller à discuter ici ce problème. Il nous fallait pourtant le signaler.

Quoi qu'il en soit, le dégénéré est un fils qui diffère de ses parents en ce qu'il est moins adapté qu'eux et qu'il est en conséquence condamné à ne point perpétuer l'espèce à laquelle il appartient.

Etudions maintenant les causes de cette déchéance.

***

Toute cause diminuant la résistance organique d'un individu au point de rendre sa vie impossible en les conditions où ses semblables se meuvent normalement, entraîne forcément la dégénérescence de cet individu.

Cette cause sera engendrée par le milieu cosmique ou bien par le milieu social.

C'est ainsi que le paludisme qui sévit en le voisinage des eaux saumâtres, des étangs où pourrissent de grandes quantités de matière végétale, est une source de misère physiologique et fait de ceux qui habitent en ces régions des malingres, des chétifs dont les agents pathogènes de toute sorte auront facilement raison.

C'est ainsi que la mauvaise qualité des eaux est regardée comme la cause du crétinisme qui sévit en certaines contrées de la France et de la Suisse (Valais).

De multiples conditions défectueuses ont été et sont encore causées par les influences et le jeu des forces telluriques, géologiques, climatériques. Les faibles ont été vaincus, ont dégénéré. Les forts seuls ont subsisté, et leur victoire, dûe à une adaptation meilleure, fut pour eux un progrès.

Lorsque les grands fléaux comme les famines, les guerres, les épidémies, sévissent parmi les agglomérations humaines, les vaincus sont toujours ceux-là qui étaient les moins bien armés pour la lutte pour la vie. Et parmi ceux qui subsistent, il en est qui sont amoindris suffisamment pour disparaître bientôt à leur tour, annihilés par leurs propres tares.

Et sans que surviennent les fléaux dévastateurs, de plus en plus rares maintenant, la société use chaque jour nombre d'individus qui la composent par les professions insalubres, par les surmenages, les intoxications professionnelles comme le saturnisme et les poisons de mille sortes comme l'alcool, le tabac, l'opium, les excès de toute nature, enfin, et surtout les excès génésiques et ceux de la bonne chair.

La vie des collectivités urbaines brûle avec une effroyable facilité tant parce qu'elle est aux uns trop oisive que parce qu'elle est aux autres d'un labeur accablant.

L'air manque aux citadins ainsi que la lumière. Malgré cela ils se condamnent à d'anémiants travaux qui les émacient.

Quant à ceux qui n'ont qu'à promener leur personne encombrante et inutile, ils hantent tant de lieux où leurs sens sont tenus en un continuel éréthisme que bientôt rien ne vibre plus en eux. Ils sont usés, ceux-là, ou par l'excessive dépense de vitalité qu'ils commettent en d'insipides noces, ou bien encore par la surabondance des richesses nutritives qui débordent de leurs organismes inactifs et qui les asphyxient pour ainsi dire.

« La vie sédentaire, disait Montaigne, empêchant l'exercice, ceux qui en sont entachés dissipent moins leurs forces et en viennent plus entiers aux jeux de Vénus. C'est la raison qui faisait dire aux Grecs que les tisserandes étaient plus chaudes que les autres femmes ».

En somme, les dégénérés des villes sont engendrés par ceux qui ont trop ou par ceux qui manquent de ce que la vie réclame pour subsister.

Et même parmi ceux qui ont assez de subsistances pour

développer normalement leur être, que de causes de dégénérescences les villes ne leur offrent-elles pas ?

Spectacle, agitations de la rue, clubs, prostitution, littérature érotique, pièces à femmes, tavernes qu'encombrent des dames en toilettes tapageuses, soirées où le monde bien pensant flirte et enlace, bals où les meilleurs clans exhibent leurs épidermes et font étal de leurs instincts, grande facilité avec laquelle les plus insatiables appétits peuvent se satisfaire, contact incessant des perversions, du vice et de la criminalité, pornographie de la rue, rut des bourgeoises parvenues qui s'en voudraient de ne pas copier les amours emportées des marquises, tout, en les villes, tient les sens en un perpétuel éveil qui les use bientôt.

Les cités sont des sirènes homicides. « Elles attirent les talents, dit Jacobi (1), les capacités, toutes les forces vives de la nation et produisent, par cette sélection, des générations qui peuvent être intelligentes et civilisées, mais qui sont surtout névropathiques et stériles ».

Est-ce à dire que la vie des campagnes ne puisse, elle aussi, enfanter des dégénérés ?

Il y a aussi des dégénérés dans les campagnes. Mais les causes de leur apparition sont différentes de celles qui sont inhérentes à la vie des citadins.

Les psychopathies sont fréquentes dans les campagnes, dit Cullerre (2), et la raison dominante se trouve en l'hérédité.

Trop souvent dans les villages on se marie entre parents, entre enfants de la même commune. Le croisement est, même dans ce dernier cas, insuffisant. Les familles qui

---

(1) Jacobi. *Etude sur la sélection dans ses rapports avec l'hérédité chez l'homme.* Paris 1881.

(2) Cullerre. *Les dégénérescences psychocérébrales dans les milieux ruraux.* Paris 1884.

composent un village, une bourgade, sont toutes un peu parentes entre elles. On quitte peu le terroir. Les nouveaux venus, en le pays, sont d'ailleurs assez souvent mal considérés, mésestimés. En sorte que quelques générations suffisent pour que les différentes familles d'un village soient toutes alliées les unes aux autres, par les liens du sang.

On sait aussi quel amour on nourrit, en ces milieux terriens, pour le patrimoine. On fait l'impossible pour que ne s'éparpillent pas les fortunes.

On fait même des dégénérés et c'est là un bien triste résultat.

Il semble que le sang d'une famille allié à celui d'une autre très éloignée, tout à fait étrangère, gagne en force, en vertu et que les êtres qu'il engendre sont plus forts, mieux armés, plus sains, plus beaux. Par contre, les mariages consanguins ou ceux dont le croisement demeure insuffisant, comme entre les enfants d'un même village, donnent presque toujours naissance à des êtres chétifs, incomplets, dégénérés.

A ces causes, il faut encore ajouter l'alcoolisme qui fait en les milieux ruraux de si énormes ravages, puis la mauvaise hygiène. L'hygiène est une chose dont ne se soucie pas le peuple, qu'il appartienne aux faubourgs d'une capitale ou au dernier des hameaux esseulé en les combes jurassiennes. Or, l'hygiène c'est la santé du corps, en manquer, c'est mettre celui-ci en fâcheuse posture devant les maladies ou l'inclémence des éléments.

Cette inclémence est parfois assez sérieuse sous certaines latitudes, et elle est un coefficient de déchéance physique et morale qu'il faut se garder de ne pas omettre pour savoir mieux s'en préserver.

Au lieu de s'effacer au contact de sangs plus riches, les tares d'une famille se renforcent donc les unes les autres par les alliances entre personnes trop rapprochées. Et c'est ce qu'a vérifié Cullerre, en étudiant la population vendéenne.

Etant médecin de l'asile d'aliénés de la Roche-sur-Yon, il remarqua que beaucoup de fous, atteints des mêmes maladies, portaient les mêmes noms ou bien étaient du même canton, de la même commune.

Pour terminer ce rapide examen des causes qui peuvent amener la dégénérescence parmi les hommes, il nous faut citer encore les maladies qui peuvent entraver l'évolution de l'individu. Et parmi elles nous classerons toutes les maladies du fœtus, les accidents de la grossesse et ceux qui peuvent survenir au cours d'accouchements laborieux, les maladies infectieuses du jeune âge qui altèrent profondément les jeunes tissus et les organes encore délicats, la misère physiologique qui est quelquefois, en les taudis, l'apanage des premiers ans, les mauvais traitements infligés par des parents alcooliques, par des pères indignes ou des mères marâtres, l'éducation défectueuse qui vaut bien par rapport aux jeunes intelligences en éveil ce qu'est une maladie pour le corps.

Toutes ces causes, d'essences si différentes, ne manquent pas de laisser une empreinte néfaste et indélébile. Corps et intelligences deviennent des terrains de faible résistance (*locus minoris resistentiae*) qui offriront à la dégénérescence une proie facile et qui se reconnaîtront à certains signes, à des stigmates physiques et psychiques que nous allons décrire.

**

Il est des dégénérescences héréditaires et d'autres qui sont dites acquises. Les premières sont constitutionnelles, elles se perpétuent. Les secondes sont individuelles, c'est-à-dire qu'elles peuvent s'éteindre avec l'individu.

Nous ne sommes pas partisans de ce terme de « dégénérescences acquises ». Si l'individu a été vaincu par son milieu, c'est parce qu'il n'était pas adapté pour y vivre, voilà tout. Le terrain était donc altéré. Cet individu était un prédisposé. Nous aimons donc mieux dire : dégénérescences *héréditaires*, qui sont flagrantes dès que l'individu est né, et dégénérescences *retardées*, c'est-à-dire à qui il fallut, pour se manifester, une cause occasionnelle, rencontrée en cours de route sur le chemin de la vie quotidienne.

La différence entre ces deux dégénérescences réside entièrement en ce fait que le dégénéré héréditaire reproduit fatalement un dégénéré, tandis que la même fatalité ne commande pas à la reproduction du dégénéré retardé.

Tous deux ont des stigmates physiques et des stigmates moraux, psychiques.

Ces deux catégories de stigmates ne sont pas parallèles les unes aux autres. Un dégénéré peut posséder des stigmates physiques de dégénérescence et ne pas être un dégénéré mental, réciproquement un individu peut avoir de la dégénéréscence mentale sans posséder des stigmates physiques ; l'extérieur, selon le mot de Buffon, n'est que la draperie qui cache l'intérieur. La draperie peut être en fort bon état et cacher un intérieur délabré. Par contre, ce dernier pourra être intact, normal, tandis que la draperie nous apparaîtra détériorée.

On a défini ainsi le stigmate de dégénérescence physique : « C'est une disposition organique, congénitale et permanente, dont l'effet est de mettre obstacle à l'accomplissement régulier de la fonction correspondante et de détruire l'harmonie biologique où l'espèce trouve les moyens de poursuivre son double but naturel de conservation et de reproduction. »

Ces stigmates de dégénérescence physique sont des

dystrophies, des atrophies se manifestant objectivement par des dysmorphies, des hypermorphies et des amorphies, et symptomatiquement par des désordres, des irrégularités, des suractivités ou des disparitons fonctionnelles.

Citons, au hasard, les malformations crâniennes, les dystrophies faciales, parmi lesquelles nous trouvons le bec de lièvre, la gueule de loup, les anomalies dentaires, le strabisme congénital; les troubles congé-nitaux du langage articulé tels que la blésité, le bégaiement, le zézaiement; l'hypertrophie des mamelles chez l'homme; le vitiligo; les doigts et orteils palmés; les pieds et les mains bots; l'hermaphrodisme, l'anorchidie, la cryptorchidie, toutes les monstruosités tératologiques enfin.

Morel y ajoute le prognathisme que possèdent les peuples chasseurs, les habitants des forêts qui attendent leur nourriture des productions spontanées du sol, et qu'on rencontre chez les individus des peuplades les plus dégradées de l'Afrique centrale et de l'Océanie.

La formule du dégénéré physique est la même que celle du dégénéré mental. C'est un déséquilibré, un irrégulier, un asymétrique. Aussi nous entendra-t-on dire souvent, à propos d'un malade dont nous décrirons les syndromes de dégénérescence, qu'il possède une *asymétrie faciale*.

Nous ne sommes pas spiritualiste et quand nous parlons de deux sortes de dégénérescence, cela ne veut pas dire que nous enlevons à la dégénérescence mentale, les altérations du subtratum physique sans lequel la vie psychique ne serait qu'un mot.

La dégénérescence mentale a comme causes nécessaires et suffisantes, une altération du cerveau. C'est ainsi que Bénedikt, de Vienne, examinant, en Hongrie, des cerveaux de criminels, trouva, sur 19 d'entre eux, des anomalies de conformation. Or, l'on est en droit d'affirmer, depuis les admirables travaux de Lombroso, les rapports étroits qui unissent la dégénérescence à la criminalité.

De même, le cerveau de l'assassin Lemaire, qui fut exécuté en 1867, présentait des altérations innées qui prouvaient que ce jeune assassin de dix-neuf ans souffrait, au moment où il conçut et où il commit son crime, d'une méningite chronique diffuse.

En 1879, Prunier, qui fut condamné à mort, par la cour d'assises de l'Oise, pour assassinat, précédé et suivi de viol sur une femme de soixante ans qu'il repêcha au bout d'une demi-heure, dans une mare, pour se livrer sur elle à un nouvel attentat, Prunier avait une adhérence des méninges au cerveau sur une grande étendue.

Certes, on ne peut trouver à la base de toutes les formes de la dégénérescence mentale, des anomalies aussi nettes de la matière cérébrale. Beaucoup d'entre elles sont les effets d'altérations chimiques de la cellule nerveuse, de modifications histologiques dont les moyens d'investigation qui sont au pouvoir de la connaissance humaine ne peuvent signaler la qualité, la gravité ou même l'existence. Et puisqu'on ne peut les cataloguer en prenant pour base l'anatomie et la cytologie pathologiques, force nous est encore de les classer selon les formes mentales qu'elles revêtent.

Le dégénéré a une vie typique.

Les dents apparaissent tardivement, elles sont mal plantées et vite cariées. La moelle ne pouvant que mal coordonner les reflexes, la marche est en retard. La mémoire fixant mal les images des mots, il ne parle que fort tard. L'éveil de l'intelligence ne se fait aussi que difficilement.

Parfois le déséquilibre apparait de bonne heure au sein des facultés, le caractère présente des anomalies maladives, des instincts pervers se font jour, des obsessions tyrannisent.

Le dégénéré est souvent fort impressionnable, il se livre à l'onanisme avec emportement, il présente, jusqu'à un âge avancé, des incontinences nocturnes d'urine, il est fréquemment épileptique. La vie génitale est précoce ou tardive. Enfin, le dégénéré est incapable de se guider dans la vie libre, il n'a point sa volonté suffisamment développée pour savoir user de la liberté sans nuire à soi-même ou aux autres.

Le mécanisme de la déséquilibration mentale est le même que celui de la déséquilibratin physique. Il est causé par un des phénomènes suivants : destruction ou arrêt du développement de certains centres ; suractivité ou diminution momentanées ou durables, de certains autres.

Les conséquences immédiates son' la suppression de certaines fonctions, l'automatisme des centres surexcités et l'inhibition exagérée exercée sur les autres moins valides.

L'obsession et l'impulsion sont de ces altérations les formes les plus souvent observées qui révèlent le déséquilibre, la dégénérescence.

Une obsession est, selon la belle définition de Magnan, une manifestation cérébrale, d'ordre intellectuel ou affectif, qui s'impose à la conscience en dépit des efforts de la volonté, interrompant ainsi pour quelque temps, ou par intermittence, le cours régulier des opérations intellectuelles.

Tout acte consciemment accompli mais qui n'a pu être inhibé par un effort de volonté, est une impulsion.

L'impulsion est à l'acte, ce que l'obsession est à l'idée.

Trop longtemps on a regardé comme coupables, sous le prétexte qu'ils étaient conscients, des dégénérés, victimes de leurs obsessions. Ils ne méritaient pas la punition qu'on leur infligeait et qui d'ailleurs ne les corrigeait guère. La valeur psychologique des obsessions est donc fort importante. Et c'est pour des cliniciens, comme Charcot et Magnan, un fort grand mérite que celui de l'avoir établie.

Il est toute une grande famille d'obsessions qui tyrannisent de pauvres dégénérés et que domine une conscience lucide. Celle-ci assiste, impuissante, aux impulsions et à l'accaparement que les obsessions font de la vie psychique tout entière.

Les obsessions correspondent à tous les territoires.

Pour la sphère des idées, nous avons la folie du doute ; pour la sphère des sentiments, on a les antipathies obsédantes ; pour la sphère des instincts, les impulsions à l'homicide et au suicide ; pour le territoire des sensations tactiles, la terreur des pointes ; pour les centres sensoriels, les vertiges agoraphobiques ; pour la région psycho-motrice, l'écholalie. etc.

Parmi les principales obsessions rencontrées chez les dégénérés, il faut citer :

La folie du doute. — Une question se pose devant l'esprit du dégénéré et lui demande obstinément une solution ;

Le délire du toucher. — Le sujet a la crainte ou le désir de certains contacts.

L'agoraphobie. — La peur, accompagnée de vertige, de traverser les places publiques ;

La claustrophobie. — La crainte de demeurer seul ;

La sitiomanie. — Désir incessant de manger ;

La pyromanie. — Folie incendiaire ;

La pyrophobie. — Peur du feu ;

La kleptophobie. — Le sujet redoute les voleurs ;

La kleptomanie. — Impulsion au vol ;

L'oniomanie. — Impulsion à acheter des objets ;

La manie du jeu ; l'impulsion au suicide ;

L'onomatomanie. — Recherche d'un nom ;

L'arithmomanie. — Impulsion à compter (Emile Zola additionnait, en se promenant, les chiffres qui composaient les numéros des maisons).

L'écholalie. — Le sujet répète les derniers mots des phrases entendues ;

La coprolalie. — Répétition continuelle des mots grossiers ;

La dysmorphophobie. — Crainte des déformations ;

La tanatophobie. — Peur de la mort ; ces deux dernières obsessions ont été décrites par Morselli.

La zoomanie. — Folie des antivivisectionnistes ;

Toute la catégorie, enfin, des anomalies sexuelles dont en cet ouvrage, nous ferons une étude spéciale.

Beaucoup de ces obsessions avaient été étudiées, décrites, avec un grand luxe clinique, et par Esquirol qui les appelait des monomanies, et par Morel qui en avait fait les phases d'un délire émotif.

C'est l'école de Magnan qui cessa de les considérer comme des entités morbides, et ne voulut voir en elles que des symptômes.

Depuis vingt ans, les travaux émanés du bureau d'Admission de Sainte-Anne se sont attachés à identifier complètement les impulsions morbides les unes aux autres, à montrer qu'elles étaient toutes des phénomènes morbides de même nature, qu'elles ne formaient qu'un des chapitres de l'histoire des dégénérés, autant de syndromes épisodiques d'un même état de défectuosité cérébrale.

Sur ce fonds défectueux, prédisposé, viennent se greffer toutes ces situations mentales, contingentes, épisodiques, secondaires, variées, mais réunies par ce fait qu'elles reposent toutes sur une base dégénérative. Elles forment cette folie lucide pendant laquelle les actes les plus extraordinaires sont commis devant le contrôle impuissant de la conscience.

Celles qui nous préoccuperont dans cette étude se rapportent aux altérations que peut subir, chez un dégénéré, la fonction sexuelle.

La fonction sexuelle est réglée par des centres multiples. L'effet qui résulte de leurs actions concomitantes, c'est la reproduction normale, régulière de l'espèce.

Ces centres sont psychiques, sensitifs, spinaux. Chacun d'eux peut être altéré et la fonction sexuelle se trouver, en conséquence, pervertie, annihilée ou exagérée.

Dans les centres sensitifs réside l'instinct de la sexualité ; dans les centres psychiques s'effectue le choix de l'être, de sexe contraire, qui devra coopérer à l'acte de la reproduction ; les centres spinaux, sis en la moelle épinière, président à l'accomplissement régulier de l'acte copulateur, du coït.

Faisons l'hypothèse d'un jeu normal de ces différentes fonctions, de ces lois physiologiques, d'une juste et harmonieuse rétribution du travail. L'instinct sexuel s'éveillera en des conditions régulières, c'est-à-dire au moment le plus propice pour que la fécondation soit aussi parfaite que possible, aussi utile à l'espèce qu'il se pourra.

La sélection du type qui devra coopérer à la reproduction sera faite de telle façon que l'acte soit effectué dans sa plénitude, dans les conditions les meilleures pour l'intérêt de l'espèce.

Et l'acte copulateur, lui-même, enfin, s'effectuera selon les modes qui seront les plus avantageux pour assurer la conception.

La fonction sexuelle, aura, en ces conditions, normalement atteint sa fin et l'acte de reproduction réalisera pleinement les désirs de la Nature.

Mais en les cas où les facteurs qui concourent à la réalisation de ce but, sont altérés, les choses sont moins normales, l'harmonie étant détruite, des anomalies surgissent, singulières et variées.

Si les centres sensitifs se mettent à fonctionner en s'affranchissant des centres psychiques, l'instinct sexuel réclamera continuellement sa satisfaction, sans préférence du sujet de sexe contraire avec lequel il pourra s'assouvir. Mais si, au lieu de cette excitation, ils se trouvent inhibés, l'instinct sexuel ne se révélera jamais. Dans le premier cas, on aura la *nymphomanie*, l'érotisme, dans le second cas ce sera la *frigidité*.

Si les centres spinaux sont inhibés, l'érection ne pourra être obtenue en temps utile et le coït ne saura être atteint, Ce sera l'*impuissance*. Sont-ils surexcités, au contraire. ou même fonctionnent-ils automatiquement, c'est le *satyriasis* qui se produit.

L'intelligence, elle aussi, c'est-à-dire les centres psychiques, pourra présenter des anomalies, des goûts anormaux pour l'acte sexuel. Le sexe contraire pourra n'être plus exigé et c'est pour un individu du même sexe que l'amour sera nourri, ce sera l'amour homosexuel, ou mieux l'*inversion*.

Toujours modifié quant à son but, l'amour pourra se porter sur des cadavres (*nécrophilie*), sur les fréquentations des animaux (*bestialité, zoophilie*), sur des objets qui provoqueront des sensations tactiles, olfactives, visuelles, toutes également puissantes à cause de leur étroite union avec la volupté, avec le spasme génital.

Parmi les désirs qui incitent l'amour à se diriger vers tel ou tel individu de sexe contraire, pourront se trouver exagérés celui de la domination, inhérent au mâle, dans toutes les espèces et que l'homme normal ne possède plus qu'à l'état de vestiges, celui de la soumission qui fut l'apanage de la femme au début de l'humanité et qui se manifeste encore aujourd'hui sous une forme moins accentuée. Ces exagérations donneront le *sadisme* pour le premier cas et le *masochisme* pour le second.

Et si les centres psychiques fonctionnent sans la coopération des centres sensitifs et spinaux, on aura l'amour contemplatif de ces chercheurs d'idéal pour qui répugne l'accouplement des sexes.

Telles sont les déformations que sur un fonds de dégénérescence mentale, la fonction sexuelle peut subir. Nous ferons dans cet ouvrage une étude approfondie de chacune d'elles.

En parlant de la dégénérescence au seuil de ce livre, nous avons voulu dire sur quel terrain apparaissaient toutes les perversions pour lesquelles le public est d'ordinaire si inclément. Cet exposé nous incombait, car nous n'avons pas voulu faire, en les pages qui vont suivre, une nomenclature de tous les modes de déséquilibre qui peuvent enlaidir l'amour, mais nous avons eu pour but de décrire un peu et d'expliquer beaucoup.

CHAPITRE II

Les Dégénérés Sadistes

L'amour des premiers hommes fut brutal — Le coït était le fruit du rapt — La faim et l'amour mènent le monde — Ce qui demeure de l'ancienne brutalité du mâle — Le rôle actif de l'homme dans l'accouplement.

Le sadisme — Sa définition — Persistance pathologique des primitifs instincts — Les sadistes sont des dégénérés — Le marquis de Sade et ses sanguinaires amours — Les femmes sadistes sont rares — Les dames fouetteuses dont parle Brantôme — Les différents actes sadiques — Ceux qui préparent et ceux qui remplacent le coït — — Un jeune sadiste anglais — L'ivresse que donne au sadiste la vue du sang — Les suceurs de sang — Les piqueurs de filles — L'assassinat par volupté — Le sadisme et l'Histoire — Les exploits épouvantables de Charles le Mauvais — Les salisseurs — L'officier à l'huile — Le vitrioleur d'Yvette Guilbert — Sadisme sur les animaux — Les tueurs d'enfants — Les tares des sadistes — Ménesclou, Alton, Gilles de la Raye — Impulsion, inconscience — Impunité, clémence.

Avant que la Civilisation n'eut modifié les mobiles des actes humains et les actes eux-mêmes quant à leurs modes, avant que la pudeur n'eut souillé l'acte le plus naturel et le plus utile à l'espèce, je veux dire l'acte d'amour, le coït, les hommes allaient par les espaces incléments, n'ayant d'autres soucis que ceux qui faisaient se mouvoir les individus des faunes qui leur étaient contemporaines, n'ayant d'autres desseins que ceux de conserver leur être et de le perpétuer.

En ce temps-là, les hommes faisaient l'amour *more bestarium* ; l'amour était profondément animal, et, pour rappeler une belle parole du philosophe profond et de l'épilogueur subtil qu'est M. Remy de Gourmont, ce caractère faisait sa beauté.

Manger et se reproduire, telles étaient les deux préoccupations de nos ancêtres, les seules qui les faisaient se mouvoir en concorde ou bien s'entredéchirer, se combattre, s'exterminer. Pour se repaître, ils tuaient, cruellement, à à l'aide d'armes grossières, les animaux dont ils mangeaient les chairs palpitantes. Les indiens Séris de la Basse Californie, étudiés par l'anthropologiste américain W. Gée, nous sont encore aujourd'hui l'exemple de ce que furent les premiers hommes.

Pour se reproduire, ils se ruaient sur les femelles, sur les femmes, dès que la nature rendait débordante de leurs veines la sève de vie. Et ils mettaient pour accomplir la copulation, la même fougue, la même fureur aveugle et audacieuse que celles qui décuplaient leurs forces quand ils se défendaient contre les grands fauves ou bien quand ils abattaient une proie que la faim rendait ardemment désirée.

La faim et l'amour menaient alors le monde. Qui donc oserait prétendre que de nos jours ils ne le mènent plus ?

Dès que les désirs charnels étaient nés, l'homme cherchait à les assouvir. La femme ne se révoltait pas contre ces enlacements brutaux. Tout au plus, sommes-nous en droit de supposer qu'elle se faisait un peu désirer pour rendre le besoin plus brûlant et partant sa satisfaction plus voluptueuse. Elle agissait comme agissent encore maintenant toutes les femelles des animaux qui nous entourent.

Le coït était donc intimement lié à un accouplement que l'homme rendait aussi douloureux que ses muscles étaient forts, à une violence aussi dominatrice que les sens du mâle étaient davantage excités. Le coït était le fruit du rapt.

Que demeure-t-il encore de cet ancestral procédé parmi les mœurs d'aujourd'hui et les relations amoureuses ?

La civilisation a arrêté l'homme sur le chemin des violences auxquelles volontiers l'exciterait encore la Nature, si l'éducation, les tendances héréditaires, ne l'amenaient à plus d'aménité et de mièvre attitude.

Toutefois, lui a-t-elle laissé le rôle conquérant. Si l'on fait exception, en effet, des érotiques et des nymphomanes, dont en cet ouvrage il sera longuement parlé, on peut assurer que la femme ne se donne pas à tout venant, qu'elle attend pour être prise, qu'on s'attaque à elle, qu'on fasse le siège de son cœur, qu'en un mot on lui prodigue, au moins, un petit doigt de cour.

Sans doute, ce n'est là que la caricature du rôle ancien

du mâle robuste et dominateur que fut l'homme. Sans doute, les madrigaux, les sérénades, les menus cadeaux, les poulets enflammés, tout cela apparaît aux yeux du naturaliste et du philosophe, de celui qui n'a souci que des desseins de la Nature et de leur intégrale réalisation comme bien fade, comme trop émacié, pour étonner ou plaire. Mais point n'est inutile de se récriminer. Il faut à ce qui est, aux tendances d'aujourd'hui, trouver des raisons, des origines, une histoire, c'est notre but, le seul qu'un esprit éclairé doit poursuivre.

Le rôle actif que l'homme conserve encore aujourd'hui en le jeu des unions sexuelles est donc, en définitive, le vestige de l'ancienne brutalité avec laquelle le mâle s'emparait de la femelle pour obéir au désir de reprodution qui pousse tous les êtres dès que leur conservation est assurée.

Supposez que ce rôle actif s'hypertrophie tellement chez des hommes prédisposés qu'il atteigne le désir de subjuguer la femme convoitée, tel que celui qui aiguillonnait jadis les hommes des premiers âges ; ou mieux, supposez que puisse se réveiller en un cerveau dégénéré la tendance à ne faire l'amour qu'avec une femme pour qui l'approche de l'homme en rut est une source de douleur, vous aurez ce qu'on appelle depuis quelques années, un sadique.

La définition du sadisme est donc facile maintenant à énoncer. Nous l'avons implicitement analysée en les lignes qu'on vient de lire.

Chaque fois que sous l'influence de circonstances que nous énumérerons, que nous cataloguerons, dont nous soulignerons les causes, chaque fois, dis-je, que réapparaîtront, chez un individu, des sentiments de domination bestiale et que l'homme aura le désir d'imposer quelques douleurs à la femme pour lui manifester sa force, sa supériorité sexuelle, nous aurons affaire à un sadique. Plus les douleurs seront grandes, plus l'instinct dominateur, pathologiquement aiguisé, réveillé, se trouvera satisfait, plusla soif de volupté sera étanchée.

Le sadisme est donc le réveil des primitifs instincts qui incitent le mâle à ne trouver de la volupté que lorsque la douleur subie se trouve étroitement unie à l'acte d'amour. Dans les actes sadiques il n'est pas de volupté possible sans douleur contemplée. Le sadique a l'inévitable besoin, pour jouir, de se repaître du spectacle d'une douleur.

Le réveil de tels instincts ne peut naître que chez les dégénérés. Il semble, en effet, que chez les sadiques, l'hérédité n'a rien laissé des modes et des tendances que la plupart héritent de leurs générateurs et que l'éducation consolide encore. Ils nous apparaissent comme des types d'antan se mettant subitement à revivre en un monde qui n'est pas le leur. En somme, ils sont demeurés en cours de route sur le chemin que l'évolution de chaque sujet parcourt et où sont résumées les étapes qu'a franchies l'évolution de l'espèce. Ils sont demeurés en arrière. Ils ne sauront jamais rattraper le chemin perdu. Ils ne sauraient être améliorés. Ce sont, enfin, des *dégénérés.*

Mais d'où vient cette appellation de sadisme dont l'on l'on a doté cette association de la cruauté avec la volupté ?

Le marquis de Sade qui vécut à la fin du dix-huitième siècle et mourut en la maison de Charenton, vers 1810, étonna Paris par ses débordements érotiques et par sa cruauté lascive. En des écrits qui sont dégoûtants du sang et des pleurs que son amour tortionnaire fit verser aux victimes trop nombreuses que l'or parvenait à séduire, le marquis de Sade essaya de légitimer ses instincts sanguinaires. Sa vie nous apparaît comme rougie par les actes de cruauté auxquels il se livra pendant fort longtemps, avec une impunité qui n'est pas sans nous surprendre.

Voici, entre mille du même genre, un attentat dont il fut le misérable héros.

Peu d'années avant la Révolution, plusieurs personnes qui passaient dans une rue isolée de Paris, entendirent de faibles gémissements qui partaient d'une maison. Elles entrèrent et, dans une pièce du fond, elles découvrirent sur une table qui occupait le milieu de la pièce, une jeune femme étendue, entièrement nue, blanche comme de la cire, pouvant à peine se faire entendre. Les membres et son corps étaient fixés par des liens. Le sang lui coulait de deux saignées faites au bras ; les seins légèrement tailladés, saignaient ; les parties sexuelles, également incisées, étaient baignées de sang.

Elle raconta à ses libérateurs qu'elle avait été attirée dans cette maison par le marquis de Sade. Le souper terminé, il l'avait fait saisir par ses gens, dépouiller de ses vêtements, coucher sur la table et attacher. Sur ses ordres, un homme lui avait ouvert les veines avec une lancette et pratiqué un grand nombre d'incisions sur le corps. Immédiatement tout le monde s'était retiré et le marquis de Sade se déshabillant, s'était livré sur elle à ses débauches habituelles » (1).

Nul mieux que le marquis de Sade méritait donc qu'on donnât son nom , tristement célèbre, à ce réveil des ataviques instincts, à l'association nécessaire chez certains dégénérés, de la douleur, de la cruauté, avec la satisfaction du besoin sexuel, avec la volupté.

Le sadisme étant l'hypertrophie bestiale du sentiment dominateur qui est celui du mâle pendant l'accouplement et qui se fait jour, sous une forme cruelle, chez des déséquilibrés, ne doit se rencontrer que chez les hommes. La

---

(1) Brierre de Boismont. *Gazette médicale*, 21 juillet 1849.

femme étant au contraire naturellement encline à la sujétion, à la passivité.

Krafft-Ebing rapporte cependant qu'un jeune marié ne pouvait se livrer au coït avec sa jeune épouse que s'il avait eu soin de se blesser, auparavant, en quelque endroit de son corps, pour lui donner à sucer le sang de sa blessure. Cette succion excitait énormément la jeune sadique.

Moll cite aussi le cas d'une femme qui n'avait aucun goût pour le coït et qui ressentait, par contre, une grande jouissance à mordre son mari et à voir le sang qui s'écoulait de la morsure.

Brantôme parle de certaines dames qui prenaient grand plaisir à fouetter leurs suivantes à cause des torsions que leur commandait la douleur. Catherine de Médicis faisait fouetter en sa présence les dames de la cour et ce spectacle lui plaisait fort. On aimait beaucoup, en ces âges, ces exhibitions de flagellation qui faisaient les délices des grands et des inassouvies. C'est ainsi que Jehan de Meung, l'auteur du roman de la Rose, ayant, paraît-il, outragé, en un libelle, des dames de haut rang, fut fouetté par les dames de la cour, dans une salle du Louvre.

Mais écoutons Brantôme :

« J'ai ouï parler d'une grande dame qui ne se contentait pas de la lascivité naturelle, car elle était grande putain. Pour s'exciter davantage, elle faisait dépouiller ses dames et filles les plus belles, et se délectait fort à les voir. Puis, elle battait du plat de la main sur les fesses avec de grandes claquades et blamuses assez rudes, et les filles, qui avaient délinqué en quelque chose, avec de bonnes verges. Et alors, son contentement était de les voir remuer et faire leurs mouvements et torsions de corps et fesses. Ces visions et contemplations lui aiguisaient si bien ses appétits qu'après elle les allait passer, souvent à bon escient, avec quelque galant homme bien fort et robuste ».

Les femmes tyrans dont l'histoire nous a recueilli la fougue sanguinaire et les vices horribles, n'étaient certainement que des sadistes. Catherine de Médicis et tant d'héroïnes dont le courage altier et féroce fut loué, méritent d'être comptées au nombre de ces femmes.

A l'état physiologique et normal, sans que pour cela la maladie soit décelée, l'homme a souvent au milieu des spasmes de la volupté sexuelle, des moments d'entrainement à l'étreinte brutale dont rarement se plaignent les femmes. Celles-ci sont joyeuses d'être aussi fortement enserrées, d'être en les bras du mâle, comme une proie ravie pour l'accouplement. Leur antique tendance à la passivité les grise, comme le réveil de la force dominatrice soule les hommes.

C'est pourtant dans les états pathologiques que cette association de la volupté avec la cruauté fait davantage apparaître sa nécessité tyrannique.

Les actes sadiques sont commis : ou bien avant le coït, pour le préparer, pour mettre le sadiste en état d'excitation ; ou bien pendant le coït, à seule fin de le renforcer ; ou bien même, en lieu et place du coït, dont il possède la puissance pour l'éveil de la volupté.

Au nombre des premiers, il faut citer le cas de cet officier qui, selon Brierre de Boismont, exigeait de sa maîtresse qu'elle se mit des sangsues aux parties génitales, à la vulve, au périnée, même à l'anus, pour faire couler le sang. Dès que celui-ci coulait, sa fureur se changeait en tendresse, il l'obligeait alors à satisfaire ses désirs et il la laissait tranquille jusqu'à nouvelle occasion.

Cet officier, quelque temps après qu'il eut fait connaissance de cette femme, se précipita, sabre au clair, contre un pharmacien qui lui réclamait le prix des médicaments qu'il lui avait fournis. Il mourut à Charenton. C'était évidemment un dégénéré.

Les lupanars où les sadistes peuvent à prix d'or se livrer à des actes barbares sur les pensionnaires, connaissent bien les piqueurs d'épingles qui enfoncent des pointes acérées en la chair blanche des prostituées, de préférence dans les seins, dans les fesses, les parties génitales et qui, enivrés par la vue du sang qu'ils font couler, ne s'arrêtent en leur sauvage besogne que lorsque la griserie de la jouissance les a pâmés et anéantis.

Il existe dans les bordels tout un arsenal d'ustensiles bizarres dont les sadistes ont coutume de se servir sur la chair nue, sur les reins découverts, sur les fesses que leur présente une fille. Parmi ces instruments se trouve des gourdins en baudruche qui font, grand merci, plus d'effet que de mal ; des badines flexibles, des courroies avec lesquelles le sadiste fouette les prostituées.

Les Goncourt avaient rencontré un jeune dégénéré d'Outre-Manche qui les édifia sur la façon dont certaines maisons de son pays, très pudique de renommée, savaient offrir aux sadistes des spectacles de leur goût. Nous lisons, en effet, dans leur journal, (II\ :sup:`e` tome, lundi 7 avril).

Aujourd'hui j'ai visité un fou, un monstre. Au bal de l'opéra, il avait été présenté à Saint-Victor un jeune Anglais qui lui avait dit simplement, en manière d'entrée de conversation, « qu'on ne trouvait guère à s'amuser à Paris, que Londres était infiniment supérieur ; qu'à Londres il y avait une maison très bien, la maison de mistress Jenkins, où étaient des jeunes filles d'environ treize ans auxquelles d'abord on faisait la classe, puis qu'on fouettait, oh ! pas très fort, mais les grandes tout à fait fort. On pouvait aussi leur enfoncer des épingles. Oui, *on voyait le sang*... Moi j'ai les goûts cruels, mais je m'arrête aux hommes et aux animaux... Dans le temps j'ai loué avec un ami, une fenêtre, pour une grosse somme afin de voir une assassine qui devait être pendue, et nous avions des femmes avec nous pour leur faire des choses... au moment où elle serait pendue. Même c'est désagréable, la Reine, au dernier moment a fait grâce ».

Donc aujourd'hui, Saint-Victor m'introduit chez ce terrible original. C'est un jeune homme d'une trentaine d'années, chauve, les tempes renflées comme une orange, la peau extrêmement fine et ayant la tête de ces jeunes prêtres émaciés et extatiques qui entourent les évêques dans les vieux tableaux.

Il a ouvert un grand meuble à hauteur d'appui où se trouve une curieuse collection de livres érotiques et tout en me tendant un MEIBOMIUS, *unité de la flagellation dans les plaisirs de l'amour et du mariage*, relié par un des premiers relieurs de Paris, avec des fers intérieurs représentant des Phallus, des têtes de mort, des instruments de torture, dont il a donné les dessins, il nous a dit «Ah ! ces fers, il ne voulait pas les exécuter, le relieur. Alors je lui ai prêté de mes livres. Maintenant il rend sa femme très malheureuse, il court les petites filles, mais j'ai eu mes fers .» Et nous montrant un livre tout préparé pour la reliure: « Oui, pour ce volume, j'attends une peau, une peau de jeune fille qu'un de mes amis m'a eue. On la tanne. C'est six mois pour la tanner. Si vous voulez la voir ma peau ? Mais c'est sans intérêt, il aurait fallu qu'elle fût enlevée sur une jeune fille vivante. Heureusement, j'ai mon ami le Dr Bartsh, qui voyage dans l'intérieur de l'Afrique, qui m'a promis de me faire prendre une peau comme ça, sur une négresse vivante. »

La vue du sang semble avoir causé sur ce sadiste une forte impression. Le souvenir lui en est demeuré fortement accusé. «On voyait du sang » dit-il, et cela passe au premier rang des images qu'il évoque pour décrire l'avantage qu'ont les spectacles de la luxure londonnienne sur ceux de Paris.

C'est que la vue du sang émeut énormément les sadistes. C'est la vue du sang qui rend les fauves fous de rage. Y aurait-il en le spectacle du sang qui degoutte d'une plaie je ne sais quoi de sauvage, de bestial ? Sans doute, et cela seul peut nous expliquer comment un homme peut goûter quelque volupté à voir couler le sang d'une blessure ; rien n'est en somme plus naturel que ce penchant barbare, que ce plaisir animal chez des dégénérés pour qui la volupté sexuelle est indissolublement liée à la cruauté.

En somme, deux impressions dominent l'acte auquel ont recours les sadistes pour obtenir de la jouissance : celle de la douleur qu'ils causent ou dont ils sont les témoins et celle de la vue du sang répandu. Elles ne coexistent pas toujours avec la même force, avec la même tyrannie. Souvent l'une d'elles est dominée par l'autre qui peut même la remplacer entièrement.

Voici un exemple de sadisme où la vue du sang joue un rôle primordial et nécessaire dans l'évocation de la volupté.

A l'âge de dix ans, un malade éprouvait de la volupté à voir couler du sang de ses doigts ou de ceux de ses bonnes . En étant venu à se masturber , il lui venait à l'esprit des images de femmes baignées de sang. Il était avide de la vue du sang des jeunes femmes. Il lui prenait envie de blesser ses cousines ou des femmes qui par leurs toilettes, leurs bijoux, leurs coraux énervaient davantage son désir. Aussitôt sa satisfaction sexuelle atteinte par la masturbation, ces désirs cessaient .Le coït n'était possible que lorsqu'il se représentait la femme qui partageait sa couche saignant des doigts.

Il est des sadistes qui ne sont pas entièrement satisfaits s'ils ne peuvent sucer le sang que par leurs blessures ils ont fait couler. Ils sucent avec délices, et cette succion amène chez eux l'orgasme, tout comme le cunnilingus pour certains autres malades.

Jusqu'à l'âge de vingt cinq ans, dit Krafft-Ebing, J... H... ne put s'approcher d'une femme à cause de l'étroite surveillance où le tenaient ses parents. Un jour, une femme de chambre se blessa.

Il ne put résister au désir de lui sucer le sang, ce qui lui donna une violente excitation érotique suivie d'éjaculatin. Dès lors, il chercha à se procurer du sang frais de jeune fille. Au début, sa femme de chambre se laissait piquer le doigt, pour faire plaisir à son jeune maître. Mais la mère s'en aperçut, et la femme de chambre fut renvoyée. Alors il eut recours aux prostituées.

Ce mode de sadisme rappelle les pratiques des Vampires et l'antique fable des Lamies, femmes qui suçaient le sang des hommes.

Comme toujours la mythologie n'a fait que poétiser ou grandir des êtres et des phénomènes dont l'existence était réelle. Les Vampires n'étaient sans doute que des sadistes.

A côté des malades, des dégénérés, que la vue du sang enivre, se rencontrent ceux que la joie de la douleur qu'ils ont causée grise assez pour leur donner autant de volupté qu'un coït.

Il s'agit alors de ces sadiques qui terrifient, à certaines époques, toute une ville, toute une région, en s'attaquant aux femmes jolies et de port altier qu'ils rencontrent ou qu'ils guettent sur leur chemin. Ils les frappent souvent d'un coup rapide de stylet. Ce sont les « coupeurs de filles ».

Le « piqueur de filles » de Bozen disait qu'au moment de frapper, il éprouvait la satisfaction d'un coït accompli.

Le « coupeur de filles » d'Augsbourg, cité par Demme, eut, à l'âge de quatorze ans, l'idée de se procurer du plaisir en blessant des femmes. Il ne se masturba pas. Ses rêves érotiques étaient pleins d'images de femmes blessées. A dix-neuf ans, il fit, pour la première fois une blessure à une fille. Il en ressentit une grande jouissance et eut une éjaculation. L'impulsion devint de plus en plus forte. Il ne choisit que des filles jeunes et jolies. Quand il fut arrêté, il avoua avoir blessé cinquante filles. Chez lui on trouva un grand nombre d'armures dont le palper lui procurait une vive sensation de volupté.

Poussée à son paroxysme cette impulsion sadique sera l'assassinat par volupté. Telle est la soif de cruauté qui pousse ces dégénérés, qu'ils vont, aveuglés par leur désirs et qu'ils frappent avec une sauvagerie qui a pour effet d'éveiller, en leurs sens aberrés, une volupté qui leur fait abandonner tout projet de coït.

Presque tous les sadistes qui ont recours à l'assassinat font part de cette jouissance qu'ils ressentent au moment où ils commettent leurs crimes, et que nous donnons comme excuse à leurs actes anti-sociaux.

Voici, d'après Lombroso, ce que Vincent Vetzeni avouait sur son malheureux penchant :

« J'éprouvais un plaisir indicible quand j'étranglais une femme, je sentais alors des érections et un véritable désir sexuel. Rien que de renifler les vêtements de femme, cela me procurait déjà du plaisir. La jouissance que j'éprouvais en serrant le cou d'une femme était plus grande que celle que me causait la masturbation. En buvant le sang du pubis j'éprouvais un grand plaisir.

Ce qui me faisait encore plus de plaisir c'était de retirer de la chevelure des assassinées des épingles à cheveux. J'ai pris les viscères et les vêtements pour avoir l'ivresse de les renifler et de les palper.

Ma mère finalement s'aperçut de mes agissements, car, après chaque assassinat ou tentative d'assassinat, elle apercevait des taches de sperme sur ma chemise.

Je ne suis pas fou, mais au moment d'égorger je ne voyais plus rien. Après la perprétation de l'acte, j'étais satisfait et me sentais bien. Jamais l'idée ne m'est venue de toucher ou de regarder les parties génitales. Il me suffisait d'empoigner le cou des femmes et de sucer leur sang. J'ignore encore aujourd'hui comment la femme est faite. Pendant que j'étranglais et aussi après, je me pressais, couché sur le corps de la femme, sans porter mon attention sur une partie du corps plutôt que sur l'autre. »

Les faits de sadisme sont nombreux dans l'Histoire. Beaucoup de carnages, de tueries doivent être imputés au sadisme. Et vouloir retracer les principaux forfaits des plus sadistes personnages qui ont vécu en les temps dont nous furent conservées les annales, équivaudrait au dessein de retracer le plus sanglant, le plus épouvantable martyrologe qui jamais fut écrit et qu'une main ne saurait tracer à moins qu'elle ne soit celle d'un sadiste.

Toutefois, à côté de Néron, de Tibère, qui firent égorger des centaines de femmes, de vierges, d'esclaves pour se repaître du spectacle de leur agonie, à côté du maréchal Gilles de la Raye qui fit égorger impunément, pendant huit ans les huit cents enfants qu'il avait attirés dans son château ; à côté de ce personnage énigmatique que fut Jack l'éventreur, dont les victimes de Whitechapel étaient retrouvées dépourvues de leur utérus, de leurs ovaires, de leur vulve, nous voulons relater les sadiques moyens mis en pratique par Charles le Mauvais, comte d'Evreux, pour ranimer ses sens endormis. Cela surpasse en cruauté tout ce dont nous avons parlé jusqu'ici. On ne saurait trouver de plus monstrueux exemples d'assassinat par besoin de volupté.

Charles le mauvais faisait saisir dans la campagne de jeunes bergères âgées de 15 à 16 ans. Elles étaient par son ordre, baignées, parfumées, vêtues avec recherche, parfaitement nourries et surtout surveillées avec soin dans un appartement écarté.

Au bout d'un mois ou cinq semaines au plus, son confident Pringard conduisait l'une d'elles au sommet du palais où le comte s'était fait construire un cabinet mystérieux. Il y arrivait près de la jeune fille par une porte secrète. Elle se croyait alors destinée à satisfaire la brutalité de ce seigneur. Elle se désolait ou se résignait. Mais bientôt paraissait un jeune homme un peu plus âgé qu'elle.

Le comte vêtu d'une grande robe d'étoffe lamée d'or, qu'il pouvait laisser tomber aisément se couchait sur un lit de repos puis il il ordonnait aux jeunes gens de quitter leurs vêtements, puis au page de posséder la fillette. A la moindre objection de l'un ou de l'autre, une large épée brillait aux mains du tyran. Il fallait obéir et prendre possession de l'autel, élégant autant que moelleux, préparé pour le sacrifice.

Il est arrivé, dit-on, que l'hiérophante, complètement étranger au culte, ne savait comment exécuter les ordres du seigneur. Celui-ci descendait alors aux soins d'un enseignement élémentaire et retournait ensuite à son lit de repos.

Enfin, lorsque la nature si riche, si puissante dans une telle jeunesse se réveillait, par des témoignages que le comte épiait, il courait furieux aux pauvres enfants, les examinait de plus près avec d'horribles blasphèmes et les frappait tous deux mortellement d'un poignard qu'il tenait caché.

Au bruit des hurlements de luxure qu'il poussait en cet instant, son confident Pringard aposté à une porte secrète, jetait dans la chambre une des courtisanes que le comte entretenait. »

(Moreau de Tours)

*
* *

Le sadisme étant cette exagération du sentiment de domination que l'homme est naturellement porté à manifester à la femme, sera l'explication logique et inévitable des actes de souillure où se complaisent certains dégénérés.

Il est des malades qui trouvent leur bonheur à diminuer la femme. Leur joie est grande quand ils parviennent à torturer son âme, à enlaidir son corps, à détériorer son vêtement ou ses parures. Plus ils l'abaissent, plus ils se haussent au dessus d'elle, plus ils la dominent, plus cette prédominance les enivre.

Sadistes, nous apparaissent ces hommes qui ne peuvent parvenir à l'éjaculation, s'ils n'accompagnent leur coït de mots grossiers, d'apostrophes ordurières, d'épithètes flétrissantes à l'égard de la femme qui partage leur couche.

Sadistes, à nos yeux sont aussi ceux-là qui bornent

leurs rapports sexuels à des pratiques bizarres qui n'ont pour mobile que celui de salir la femme, de l'en a d r, de diminuer ses charmes et partant les titres de gloire dont elle est d'ordinaire si jalouse. Dans cet avilissement, dans ce ravalement, le sadique trouve la sensation d'être le plus fort, et cette sensation l'enivre, lui procure de la jouissance.

Un homme, dit le Dr Pascal, avait une maîtresse. Ses rapp rts avec elle se bornaient à une manœuvre ridicule. Il lui or 'onnait de se noircir les mains avec de la suie. Ensuite, elle se mettait devant une glace pour qu'il pût voir l'image des mains salies.

Un officier n'était connu dans les lupanars que sous le sobriquet : « à l'huile ». Il avait coutume en effet d'enduire d'huile une prostituée nue. La peau ainsi huilée lui procurait des érections.

Un vieillard, cacochyme et sadique, emmenait chez lui une prostituée. Il la chaussait d'une paire de bas du blanc le plus immaculé. Puis il se mettait à lui cirer ces bas avec une verdeur toute juvénile. Avant qu'il n'eût ciré la paire, ce sadique se roulait d'ordinaire par terre, en proie à la plus vive jouissance.

Enfin, il faut citer ces êtres malfaisants qui, dan les foules, coupent les jolies robes ou versent sur elles, de l'encre, de l'acide sulfurique. Goron, dans ses mémoi es, rapporte que la grande diseuse Yvette Guilbert eut ainsi sa robe vitriolée.

Où tant de lubies trouveront-elles, direz-vous, des êtres, des femmes d'une assez grande complaisance pour être satisfaites ? Au lupanar et chez les prostituées qui savent vendre du plaisir aux plus exigeants caprices.

Mais il n'y a que les sadistes fortunés qui pourront décider certaines femmes à se laisser flageller ou salir. Ceux qui n'ont point d'or à leur disposition, pour s'en serv r comme d'appât, assouviront leur besoin de flagellation, de sadisme, sur ce que le hasard mettra sur leur chemin, à leur portée.

Les enfants et les animaux sont donc exposés aux manœuvres brutales et criminelles des sadistes.

Le 15 avril 1880 une fille de quatre ans disparut de la maison de ses parents ; le 16 du même mois, on arrêta Ménesclou, un des locataires de cette maison. Dans ses poches on trouva l'avant-bras de l'enfant ; de la cheminée on retira la tête et les viscères à demi-carbonisés. On ne put retrouver les parties génitales de la victime. Les circonstances ainsi qu'une poésie lascive trouvée sur Ménesclou ne laissèrent plus subsister aucun doute ; Ménesclon avait étranglé l'enfant après en avoir abusé.

Toutefois les sadistes vont rarement jusqu'au meurtre, dans les souffrances qu'ils imposent aux femmes ou aux enfants, pour la satisfaction de leur appétit sexuel.

Les animaux ont d'ordinaire à supporter, de la part des sadistes, des tortures qui les privent bien vite de la vie. C'est qu'aucun scrupule, aucune crainte ne retient alors le sadiste.

Il y avait à Vienne, un individu qu'on appelait le « monsieur aux poules ». Ce surnom lui avait été donné par les prostituées parce qu'il lui était impossible d'accomplir l'acte sexuel sans avoir, au préalable, tué une poule.

Lombroso rapporte que deux hommes ne pouvaient tuer un poulet ou un pigeon sans avoir, une éjaculation.

Mantegazza prétend que les chinois ont coutume de sodomiser des canards et de leur couper le cou avec un sabre au moment même de l'éjaculation. Cette pratique n'a évidemment d'autre but que celui d'augmenter à la volupté par la vue du sang qui gicle du cou de l'oiseau.

***

En tous ces exemples, on peut retrouver la même obsession, les mêmes tendances héréditaires. Le penchant à la cruauté se manifeste de très bonne heure. Toute la vie sexuelle tourne autour du désir de voir et de causer de la souffrance. Et c'est pour le sadiste un besoin inéluctable que celui de recourir aux pratiques cruelles afin d'obtenir de la volupté.

Comme bien l'on pense, ces sadiques ont hérité des nombreuses tares que déjà possédaient leurs ancêtres. Ce sont des terrains psychiques si profondément altérés qu'on peut assurer que ces criminels sont des inconscients, des impulsifs, des fous, des malades qui nécessitent des soins, contre lesquels la Société a le droit et le devoir de protéger ses membres, mais qu'elle devrait s'épargner de punir.

Voyez ce qu'était ce Ménesclou qu'on guillotina.

A neuf mois Ménesclou avait eu des convulsions ; à l'âge de la puberté il devint paresseux, irritable ; il se livra avec ardeur à l'onanisme ; pratiqua même la sodomie sur des chiennes ; oncle fou, un autre ivrogne.

A l'autopsie le cerveau de Ménesclou montra une altération morbide des deux lobes frontaux, de la première et de la deuxième circonvolution temporales, ainsi que d'une partie des circonvolutions occipitales.

Néanmoins Ménesclou avait été jugé d'esprit sain et guillotiné.

Tel apparait aussi Alton, ce garçon de magasin en Angleterre, qui mit dans son crime une tranquillité d'âme qui eut dû faire réfléchir les juges.

Il attire une enfant dans un bosquet, rentre après y avoir passé quelque temps, va au bureau où il inscrit sur son carnet la note suivante : assassiné aujourd'hui une jeune fille, le temps était beau ; il faisait chaud.

Son père avait eu un accès de manie aiguë, un proche parent avait des crises de manie avec penchant à l'assassinat. Malgrè ces antécédents familiaux, Alton fut exécuté.

La lettre suivante qu'écrivit à Charles VII le maréchal Gilles de la Raye, compagnon de guerre de Jeanne d'Arc, pour solliciter la grâce de ne point périr sur le bûcher où ses nombreux crimes l'envoyaient, témoigne aussi de la même invincible répulsion.

« Souventes fois, dit-il, je me lamente et me reproche d'avoir laissé votre service, mon très vénéré sire, il y a six ans, car en y persévérant, je n'eusse pas tant forfait, mais je dois néanmoins confesser que je fus introduit à me retirer en mes terres de Rays par certaine furieuse passion et convoitise que je sentais envers votre propre dauphin, tellement que je faillis un jour l'occire comme j'ai depuis occis nombre de petits enfants par secrète tentation du diable. »

Impulsions irrésistibles, antécédents héréditaires et personnels, tout cela se rencontre assidûment chez tous les sadistes et fait d'eux des dégénérés.

Si monstrueux que paraissent, aux yeux des foules, les attentats dont se rendent coupables les dégénérés dont l'impulsion à l'acte sadique forme le stigmate psychique, la voix du médecin doit commander à la Société d'user de clémence au lieu de rigueur.

CHAPITRE III

Les Dégénérés Masochistes

La femme veut être dominée — Une pensée de Schiller — Les hommes qui ont les tendances des femmes à la soumission — Définition du masochisme — Les romans de Sacher-Masoch — Masochisme normal et masochisme pathologique — L'instinct de la conservation et le masochisme — Les femmes masochistes — Une femme qui aime l'odeur de l'urine mâle — Les Russes et les Hongroises — Les clubs de femmes fouetteuses — Une curieuse annonce des journaux anglais — Faisons la paix et embrassons-nous — Une aventure de Saint Bernardin — La flagellation au moyen-âge — Les pénitents blancs — La flagellation et le sens génital — La flagellation sert au masochiste pour lui réaliser ses désirs.

Les différentes sortes de masochisme — Le marochiste qui recherche la douleur physique et celui qui aspire à la souffrance morale — Les amoureux des grandes dames, des femmes de haute stature — Les masochistes qui se font piétiner — La bottine symbole — La joie que ressent un dégénéré à être le coursier que chevauche une femme éperonnée — Un malade qui va solliciter les raclées des voyous.

Le masochisme de J.-J. Rousseau — Le pagisme — Le prétendu comte qui trouve de la joie à se faire mettre à la porte — Les clients de lupanars qui veulent être bafoués — Les pratiques immondes et leurs partisans — Les petits papiers d'un notaire — Les coprophages — Le pain de la vespasienne — Le lavement que boit un homme de lettres.

Le masochisme chez les invertis — Le dégoût du masochiste pour le coït — La peur des maladies vénériennes — Masochisme congénital — Masochisme acquis ou retardé — Parallélisme du sadisme et du masochisme — Obsession des penchants masochistes — *In dolore voluptas.*

Si l'homme, de par sa nature, tend, pour l'accomplissement du coït, pour assurer la continuation de l'espèce, à
ravir la femme qui lui plaît, à s'imposer à elle avec toute
la fougue de son rut dominateur, par contre, et ceci pour
le mieux des jeux de la Nature, la femme n'a d'autre dessein
ni d'autre volonté que ceux de se laisser saisir, fortement
enserrer, entièrement assujettir.

Les choses étaient telles, les rapports étaient de ce goût
aux premiers âges où les troupeaux des humains, dévalant
par les collines luxuriantes et le long des montagnes où
ils avaient leurs tanières, s'accouplaient pour le seul
plaisir de créer, de perpétuer leur espèce.

La civilisation a arrondi les angles et fait naître la
pudeur. L'homme est obligé, pour réaliser ses désirs,
d'attendre que la femme ait acquiescé à sa demande.

Est-ce à dire pour cela que la femme ne trouve plus sa
joie à être dominée par un mâle dont la robustesse lui en
impose silencieusement ?

Allons donc.

Schiller fait dire aux femmes (Kabul und Liebe) :

« Nous, femmes, nous ne pouvons choisir qu'entre maîtresse et
servante : mais la volupté de la domination n'est qu'une misérable compensation, si on la compare à la plus grande volupté
d'être l'esclave de l'homme aimé. »

Et cet aveu correspond à l'intime pensée de toutes les
femmes. Qu'on ne nous cite pas, en l'espoir de nous contre-
dire, tel ou tel exemple historique de femmes domina-
natrices.

Il en fut, au cours des âges, de ces femmes superbes, de haut verbe et d'un commandement féroce. Mais si elles avaient tant d'audace et d'orgueil, cela tient à ce que leur caractère n'avait rien de commun avec leur sexe. Leur mâle attitude était pathologique.

Il est des hommes aussi, parbleu, qui n'ont qu'une mièvre allure, qui n'ont d'autres préoccupations que celles des femmes, qui minaudent et sont les humbles servants de la plus insignifiante catin qui leur en imposera d'autant plus facilement qu'ils ne demanderont qu'à être dominés. Voudrait-on de ces cas anormaux conclure que l'homme n'a plus rien de la virilité qui est toute son essence et rien que son histoire politique ou sexuelle ?

Ce serait folie, vraiment. L'anormal ne doit pas être pris pour le normal.

Or, c'est justement l'étude des anomalies maladives qui font d'un homme, sextuellement parlant, un vassal et un sujet, au lieu d'un maître et d'un dominateur, que nous prétendons faire en ce chapitre.

Il est donc des hommes qui ont une tendance à la soumission. Cette tendance est antinaturelle, elle est pathologique. Ces hommes qui, pour être excités sexuellement, ont besoin de se sentir humiliés, dominés, amoindris, sont des dégénérés qui ont un peu des tendances féminines, sans être pour cela des invertis.

Cette perversion sexuelle ayant été longuement analysée et décrite, en des romans, par Sacher-Masoch, fut appelée masochisme.

De même que le sadisme peut être considéré comme l'exagération nettement pathologique du caractère psycho-sexuel de l'homme, le masochisme peut être regardé comme le développement exagéré et morbide des sentiments qui sont particuliers à la femme.

Tandis que le sadiste trouve du plaisir en la douleur

d'autrui, le masochiste trouve une grande volupté en sa propre douleur. Cette douleur peut être physique ou morale.

Une conséquence de la définition du masochisme est celle-ci : le masochisme ne pourra qu'être fort difficilement deviné, remarqué chez la femme. Comment mesurerait-on le degré de passivisme qui est celui d'une femme donnée ? Il n'y a ni règle, ni mesure, ni moyen pour cet office.

Chez l'homme, le sadisme, qui résulte lui aussi d'une différence de degré en la manifestation d'un sentiment naturel, le désir de posséder, peut être décelé parce que les formes sous lesquelles il montre son intensité sont souvent préjudiciables à la femme.

Emporté par sa fureur, l'homme ne peut pas toujours s'arrêter en chemin, et il en résulte des épisodes dont les tribunaux sont obligés de s'occuper. La femme, par contre, a besoin d'un complice actif pour assouvir sa soif de passivisme, de souffrance, et celui-ci qui n'est pas un malade, en la majorité des cas, sait mettre un frein aux désirs de la femme, se refuse à lui obéir. D'ailleurs l'instinct de la conservation, parle, en la femme, assez fortement pour qu'elle n'aspire pas aux douleurs qui pourraient compro_mettre sa vie.

La science ne possède que fort peu d'observations de femmes masochistes et ceci est une vérification de l'interprétation que nous venons de faire du masochisme.

Quelques confessions féminines, entre autres celle-ci publiée par Lombroso, le grand criminologiste italien, sont seules rapportées comme preuves de la possibilité de l'existence du masochisme chez la femme. Cette observation est la seule que Lombroso dit connaître.

« Une russe de trente-cinq ans, de famille très névro-
« pathique, frappée plusieurs fois de paranoïe congénitale,
« était tombée dans un état de neurasthénie à la suite d'un

« onanisme excessif. Elle n'éprouvait jamais d'inclination
« pour les personnes de son sexe, mais elle écrivait elle-
« même : à six ou huit ans, je commençai à être prise
« du désir d'être fouettée par une femme; cette idée ne
« m'abandonnait jamais ».

Le masochisme sera plus apparent qu'un simple désir
de flagellation, quand la femme en viendra à exiger qu'on
lui fasse sentir son infériorité au moyen d'actes qui
révolteraient toute autre qu'une dégénérée. Encore que
ces actes, auxquels elle s'astreint avec délices, demeurent souvent inconnus par suite du plaisir que ressentent les hommes à voir une telle esclave s'abaisser,
pour leur donner de la volupté, aux pratiques les plus
sordides.

Le professeur Bianchi nous parle toutefois d'une épouse
qui exigeait chaque nuit de son mari une salve de pets, et
Moraglia nous rapporte bien qu'une « femme de dix-huit
« ans préférait, aux rapports sexuels, la masturbation sous
« l'excitation provoquée par l'odeur de l'urine mâle, qui
« avait sur elle une action excitatrice telle qu'elle l'obli-
« geait à se masturber dans le voisinage des urinoirs. Elle
« renouvelait son plaisir dans sa chambre, en tenant sous
« son nez un flacon d'urine mâle ».

En certains pays, les femmes témoignent encore publiquement de leur désir d'être traitées durement par les
hommes. C'est ainsi qu'en Russie les amantes regardent
comme des preuves d'amour les coups que leur portent
leurs amants, et qu'en Hongrie, à Samogg, une paysanne
ne se croit pas aimée, si elle n'a reçu un premier soufflet
comme preuve d'amour.

Il existe un peu partout des clubs de femmes fouetteuses,
ordinairement composés de dix à douze personnes. La
moitié du club fouette l'autre moitié. Tout le dos et les
fesses découverts, les femmes qui s'offrent aux coups

de leurs camarades, s'agenouillent sur des coussins. Les fouetteuses ne s'arrêtent que lorsque les corps des fouettées se sont pâmées de jouissance. Alors les rôles alternent, et les fouettées de tout à l'heure rendent aux secondes le même service que celui qui leur fut rendu.

En 1889, l'annonce suivante parut en le *Daily News* le *Daily Telegraph* et le *Times* de Londres :

« Je me charge de l'éducation des jeunes filles volontaires. Les meilleures références que je puisse donner sont mes deux brochures :

« Conseils pour élever les enfants par la verge. Un Schilling. Adresse : Mrs. Walter à Clifton »

Le correspondant de la *Nediela*, de Saint-Pétersbourg, a eu la la curiosité de faire interviewer Mrs. Walter.

Mrs. Walter fouettait ses élèves .

« Le jour désigné pour le châtiment, répondit-elle à l'intervie wer, je prépare une table longue, étroite et solide, je pose des coussins sur la table et je me munis de courroies et d'une bonne verge de bouleau, bien souple. Alors je dis à la jeune fille de venir et de se préparer pour recevoir sa punition. Je lui ordonne d'enlever sa robe, ses jupes, son pantalon et de revêtir un peignoir boutonné derrière.

Lorsque elle est résignée au châtiment, je la place debout près de la table et j'incline le haut du buste sur les coussins jusqu'à la ceinture. Je lie les pieds et les mains et je les attache à la table.

Ces préparatifs terminés, je déboutonne le peignoir, je prends la verge et je me place à une certaine distance de côté. Alors je commence à fouetter lentement mais avec force, me rapprochant, à chaque coup, de la patiente, de façon à ce que chaque coup tombe sur une place fraîche.

Quand tout est fini je reboutonne le peignoir, je détache la jeune fille.

Si la fustigation a été faite dans de bonnes conditions, il est rare que la jeune fille se révolte contre la punition. Elle est au contraire toute prête à se réconcilier avec moi. Il est rare qu'après

une bonne correction la jeune fille me repousse quand je lui dis :
« *faisons la paix et embrassons-nous* » (*Kiss and be friends*).

Ce n'est pas d'aujourd'hui que la flagellation produit tant d'aise aux femmes et se trouve liée de si près aux sensations voluptueuses.

Un jour que Saint Bernardin, dit Syrius, sortit pour acheter du pain, la femme d'un Siennois l'appela dans sa maison. Lorsqu'il y fut entré elle ferma la porte et lui dit que s'il ne voulait pas lui accorder sa demande, elle le couvrirait de honte et publierait qu'il avait eu dessein de la violer. Bernardin réduit à cette fâcheuse extrémité, pria Dieu de ne pas l'abandonner car il avait le crime d'amour en horreur.

Dieu ne rejeta pas sa prière et il lui suggéra de dire à la femme qu'il se soumettrait à sa volonté pourvu qu'elle se mît toute nue. La jeune femme s'empressa d'obéir à cet ordre, et Bernardin tirant son fouet, ne cessa de la battre qu'il n'eut éteint par ses coups l'ardeur de sa convoitise. *La siennoise en aima davantage Bernardin.*

Les religieuses Maria Magdalena de Pazzi et Elisabeth de Genton ne connaissaient pas de plus grand bonheur que celui de se sentir fouettées sur les reins mis à nu, en présence de tout le couvent rassemblé. La douleur les rendait ivres de la plus folle des joies. Elles se roulaient par terre en criant au milieu de soupirs passionnés : « amour, amour ! »

Les partisans de la flagellation étaient au Moyen-Age fort nombreux. Sous le prétexte de faire pénitence ils allaient processionnellement par les rues, la poitrine découverte, hommes et femmes pêle-mêle, se flagellant le dos avec une espèce de martinet dont certaines estampes nous ont conservé le modèle.

Apparus pour la première fois à Pérouse, en 1260, les flagellants envahirent Rome et se répandirent bientôt dans toute l'Italie. Ils se montrèrent en Allemagne, en 1350. Le roi Henri III prit part à une des processions de ces « pénitents blancs », qui fut faite à Paris en 1574, au grand scandale du clergé.

On a prétendu que ces flagellés n'étaient pas de vrais masochistes selon la définition qu'on donne de ce terme et que nous avons admise. Ils ne seraient que des malades physiquement impuissants et qui auraient besoin d'être flagellés : la flagellation amenant, par voie reflexe, l'excitation génitale, l'érection et même l'éjaculation. Ils n'avaient aucunement l'idée de se soumettre.

Sans doute il est vrai de dire que la flagellation amène l'érection. Cet effet de la flagellation est depuis longtemps connu. Une prêtresse de Priape, Enothea, promettait à Eucolpe de lui rendre la verge aussi dure qu'une corne (*tam rigidum ut cornu*) par le procédé de la flagellation.

Il s'agit là d'un phénomène physiologique élémentaire. *Ubi stimulus, ibi affluxus,* disait l'antique médecine qui ne voulait parler qu'en latin, là où agit un stimulant il se produit un afflux sanguin.

Or le stimulant, dans le cas qui nous préoccupe, c'est la flagellation exécutée avec l'instrument qu'on voudra ; en réponse à cette excitation, il se produit un apport du sang à la periphérie du corps, la verge participe à cette congestion, comme il est naturel de le concevoir, et la congestion du tissu érectile, des corps caverneux de la verge, c'est tout le mécanisme de l'érection.

Nons voulons bien admettre que la flagellation soit pour certains impuissants, dont les excès génésiques ont considérablement émoussé l'acuité des sens, un excitant utile et même d'une notable et notoire valeur, mais il n'est pas vrai de dire qu'aucun flagellant ne soit pas masochiste. Il est bien plus probable qu'ils le sont tous. En tout cas, nous voyons la flagellation employée par nombre de dégénérés dont le masochisme n'est pas douteux, puisque leurs tendances au passivisme moral et physique se manifestent sous une grande diversité d'aspects dont la flagellation n'est que l'un des plus apparents.

En les exemples suivants, rapportés par Saury, des dégénérés masochistes allient la flagellation à d'autres procédés humiliants et nous n'avons pas de raisons pour croire que les différents actes des comédies, auxquelles ils se soumettent, n'ont pas tous le même but : satisfaire à leur masochisme.

Un malade donne à une fille publique des indications sur la manière de le flageller, en la prévenant que lorsqu'il viendra, le soir, il ne lui adressera pas la parole, se couchera sans mot dire et subira la manœuvre indiquée.

En effet, quelques mois plus tard, il arrive, morose et taciturne, se déshabille, se couche, subit la *flagellation*, s'excite, prononce des paroles bizarres, éjacule, s'endort, et, après quelques heures de sommeil, repart sans avoir ouvert la bouche.

Ces visites se répètent tous les deux ou trois mois, dans les intervalles il vient payer cette fille et lui donne quelques instructions complémentaires.

Pendant plusieurs années que ce manège a duré, il n'a jamais eu avec cette prostituée de coït normal.

Un autre, père de famille, habituellement très rangé, a des accès autrement curieux. On lui prépare un logement spécial occupé par trois prostituées jouant, l'une, le rôle de maîtresse de maison, l'autre celui de cameriste et la troisième celui de cuisinière. Elles sont prévenues de ce qu'elles ont à faire.

Le malade arrive ; jamais auparavant il n'a vu le personnel. Après l'avoir déshabillé et couché, on le soumet à l'onanisme, à la *flagellation*, à toutes les espèces de violences sexuelles, selon un programme arrêté d'avance par une tierce personne. Le malade feint de se défendre, se débat demande grâce. Enfin on lui donne à manger, on le laisse dormir, mais, au réveil, on ne lui accord pas sa sortie, malgré ses demandes. Au bout de quelques jours on le lâche. Ces attaques se répétent deux fois par an.

Maintenant que nous croyons avoir suffisamment éclairé le lecteur sur la compréhension du masochisme, il nous faut étudier cette perversion avec un peu plus de détails, analyser ses différentes formes et les commenter comme il convient à des psychologues et à des médecins.

*
* *

Il y a deux sortes de masochisme.

Le masochiste témoigne sa soumission ou bien en s'offrant aux coups des autres, en incitant autrui à le faire souffrir, et c'est alors un masochiste qui préfère la douleur physique, ou bien en remplissant près d'autrui mille pratiques diverses, telles que la besogne d'un vil esclave, que les services d'un valet de dernier rang, et c'est alors un masochiste qui préfère la douleur morale.

Plus le masochiste rend importante la distance qui le sépare de la femme, plus il se sent au-dessous d'elle, plus i goûte de volupté.

Or il ne se contente pas de se ravaler pour s'éloigner de celle par devant qui il veut ramper, il grandit encore sa dame. L'idéal de tout masochiste est de se prosterner aux pieds d'une femme altière, arrogante, élégante, distinguée, d'un rang social supérieur au sien, quelqu'un comme une princesse, une reine, dont le tempérament serait autoritaire, dont la démarche serait hautaine. Il souffrirait tout d'une telle femme, tous les mauvais traitements qu'elle voudrait lui infliger, toutes les rebiffades dont elle se plairait à l'accabler.

Hammond rapporte qu'un mari modèle, père de plusieurs enfants, est pris à certains jours de l'envie insurmontable d'aller au bordel. *Il y choisit deux ou trois des plus grandes filles et s'enferme avec elles.*

Alors il met son torse à nu, se couche par terre, ferme les yeux et fait marcher une des prostituées sur sa poitrine, son cou et sa figure, en la priant d'enfoncer, à chaque pas, ses talons dans sa chair. Au bout de deux ou trois heures, il en a assez, paie son compte et va à ses affaires pour revenir, une semaine après, se procurer de nouveau ce plaisir étrange.

Quand ils se font piétiner par des prostituées, les masochistes ressentent un contact immédiat : celui du pied. C'est la sensation de la douleur que leur procure le pied qui se lie étroitement à celle de la joie qu'ils ressentent en accomplissant leur acte de soumission.

Par une simple association d'images beaucoup de masochistes deviennent ainsi les fétichistes du soulier, de la bottine, et non point de la bottine mignonne, d'un soulier de Cendrillon, non, mais d'une chaussure qui montera haut, enserrant le mollet, rendant la jambe plus cavalière. Le fonctionnaire de l'observation suivante voudra même que la chaussure soit éperonnée.

En l'exemple qu'on va lire, le masochiste veut être plus encore qu'un esclave maltraité, il désire être le coursier que chevauchera une amazone à la jambe nerveuse. Sentir contre ses flancs la pression des cuisses de sa dame lui causera une grande jouissance. Cette manœuvre est fort estimée d'un grand nombre de masochistes.

M. Z...., fonctionnaire, cinquante ans. Père avait trente ans de plus que la mère. Sœur ayant monomanie de la persécution. Prétend n'avoir jamais pratiqué l'onanisme. Dès sa jeunesse il avait des pollutions nocturnes dans lesquelles l'acte sexuel ne jouait jamais un rôle, mais toujours la femme seule. Il rêvait par exemple qu'une femme s'appuyait fortement contre lui ou, qu'étant couché sur l'herbe, la femme par plaisanterie montait sur son dos. De tout temps, Z..., eut horreur du coït, cet acte lui paraissait bestial.

Il se maria. Au bout de peu de temps, les érections devinrent faibles ; et un jour il lui fut impossible de satisfaire sa femme.

La crainte que ses propositions soient mal accueillies, ainsi qu'un sentiment de honte, l'empêchaient de se révéler à elle. Il trouvait une compensation dans ses rêves. Il rêvait, entre autres, être un beau coursier fougueux et être monté par une belle femme. Il sentait le poids de la cavalière, les rênes auxquelles il devait obéir, la pression de la cuisse contre ses flancs, il entendait sa voix belle et gaie. La fatigue lui faisait perler la sueur, l'impression de l'éperon faisait le reste et provoquait parfois l'éjaculation au milieu d'une vive sensation de volupté.

Sous l'obsession de pareils rêves, Z..., il y a sept ans, surmonta ses craintes et chercha à reproduire, dans la réalité, une scène analogue. Voici ce qu'il raconte à ce sujet : « Je savais toujours m'arranger de façon que, dans une occasion donnée, elle s'assit spontanément sur mon dos. Alors, je m'efforçais de lui rendre cette situation aussi agréable que possible et je faisais tant et si bien qu'à la prochaine occasion c'était elle qui me disait : « viens je veux chevaucher sur toi ».

Etant de grande taille, je m'appuyais des deux mains sur une chaise, je mettais mon dos dans une position horizontale et elle l'enfourchait comme les hommes ont l'habitude de monter à cheval.

Je contrefaisais alors, autant que possible, tous les mouvements d'un cheval et j'aimais à être traité par elle comme une monture et sans aucun égard. Elle pouvait me battre, piquer, gronder, caresser, tout faire selon son bon plaisir. Après une demi-heure ou trois quarts d'heure, je demandais un moment de repos.

Un quart d'heure après, complètement reposé, je me mettais de nouveau à la disposition de ma « souveraine ». Je continuais ce manège trois ou quatre fois de suite.

Quand c'était possible, je préférais avoir le torse nu pour mieux sentir les coups de cravache. Ma « souveraine » était obligée d'être décente. Je la préférais avec de belles bottines, de beaux bas, des pantalons courts et serrant aux genoux, le torse complètement habillé, la tête coiffée d'un chapeau et les mains gantées ».

M. Goron, ancien chef de la sûreté, raconte en ses mémoires qu'un masochiste avait l'habitude de s'habiller en voyou et de courir les bals de barrière les plus ignobles, ayant dans ses poches une somme assez rondelette en pièces de cinq francs, qu'il s'amusait à faire sonner en passant devant les groupes de souteneurs. Puis il sortait.

Naturellement, les mauvais gars, excités par le son argentin de la monnaie, le suivaient, se jetaient sur lui et le dévalisaient, en lui administrant une tournée vigoureuse de coups de poing.

Il put même perfectionner son système et faire durer son plaisir plus longtemps.

Il mettait de l'argent dans toutes ses poches.

Quand il avait reçu sa première râclée, ses agresseurs vidaient sa première poche. Alors, il jurait qu'il n'avait plus un sou... Puis dix pas plus loin, il faisait encore sonner son gousset : la bande s'élançait et le rouait de coups à nouveau ; et la même cérémonie recommençait autant de fois qu'il avait de poches.

Quand réellement il n'avait plus rien, il se jetait à genoux et suppliait qu'on lui donnât de quoi payer son fiacre qui devait le ramener chez lui.

— Ayez pitié, disait-il en sanglotant, d'un homme de bonne famille réduit à cette triste position... Il s'en allait ensuite, brisé, moulu, mais tout heureux.

C'était un homme très bien réputé, très riche, très intelligent... On le ramassa un jour, mort, dans un quartier excentrique.

On prétendit qu'il avait été victime d'une attaque nocturne: la vérité, c'est qu'il avait reçu une raclée trop forte ».

Ce serait du plus haut puffisme si ce n'était d'un ridicule odieux de voir en liberté des individus dont les cerveaux sont si déséquilibrés.

J.-J. Rousseau a écrit dans ses *Confessions* (livre Ier).

« Comme Mlle Lambercier avait pour nous l'affection d'une mère, elle en avait aussi l'autorité et la portait quelquefois jusqu'à nous infliger la punition d'enfants, quand nous l'avions méritée. Assez longtemps elle s'en tint à la menace et cette menace d'un châtiment tout nouveau pour moi, me semblait très effrayante. Mais après l'exécution, je la trouvai moins terrible à l'épreuve que l'attente ne l'avait été, et ce qu'il y a de plus bizarre c'est que le châtiment m'affectionna davantage encore à celle qui me l'avait imposé.

« Mon ancien goût d'enfant, au lieu de s'évanouir, s'associa aux désirs allumés par mes sens. Mais, faute d'oser tout dire ou de pouvoir tout faire, je passai ma vie à convoiter et à me taire auprès des personnes que j'aimais le plus.

« N'osant jamais déclarer mon goût, je l'amusais du moins par des rapports qui m'en conservaient l'idée. Etre aux genoux d'une maîtresse impérieuse, obéir à ses ordres, avoir des pardons à lui demander, étaient pour moi de très douces jouissances ; et plus ma vive imagination m'enflammait le sang, plus j'avais l'air d'un amant transi ».

J.-J. Rousseau était un masochiste. Son masochisme était psychique.

Le masochisme psychique a encore été appelé « pagisme » du nom que lui donnait un élève de l'école polytechnique, dont Krafft-Ebing a rapporté l'histoire, et qui s'en trouvait atteint.

La ligne de démarcation n'est pas nette entre les deux masochismes : physique et psychique. Il est des cas transitaires. Tel est celui de cet élève de l'école polytechnique, dont le père était mort tabétique et la tante folle et dont la vie sexuelle s'était éveillée à cinq ans sous la forme d'un ardent désir de flagellation. Il se fit flageller par des prostituées et ses rêves étaient pleins de scènes où des belles filles le fouettaient.

Mais à côté de cette volupté trouvée dans la douleur physique, se trouvait chez ce malade un vif désir d'être le page d'une belle fille. L'idée de sujétion trouvait donc à se manifester, sous ses deux formes, chez le même individu.

Elle n'est plus manifestée que sous la forme d'une douleur morale, recherchée et subie avec joie, dans cet exemple rapporté par M. le Dr Pascal.

A Paris, un individu se rendait, à des soirées fixées d'avance, dans un appartement dont la propriétaire était disposée à se prêter à ses penchants étranges. Il entrait en tenue de soirée dans le salon de la dame qui devait le recevoir en grande toilette et d'un air hautain. Il l'appelait « marquise » et elle devait l'appeler « mon cher comte ». Il parlait ensuite du bonheur de la trouver toute seule, de son amour et de l'heure du berger.

La dame devait alors jouer le rôle d'une personne froissée dans sa dignité. Le prétendu comte s'enflammait de plus en plus et demandait à la pseudo-marquise la permission de lui poser un baiser sur l'épaule. Grande scène d'indignation ; elle sonne, un valet, loué exprès à cet effet, entre et met le comte à la porte. Le comte s'en va très content et paie richement les personnes qui ont joué cette comédie préparée.

Dans tous les lupanars on est habitué à ces clients dont les comédies étranges auxquelles ils astreignent, à prix d'or, le personnel des prostituées, ont longtemps surpris et causé des rires. Aujourd'hui que nous connaissons les causes de cette maladie et son caractère obsédant, nous sommes disposés à plus de clémence.

Tel client âgé, cacochyme, veut être admonesté par une puissante fille, tout comme un petit garçon désobéissant qu'on gronde et qu'on menace du martinet. Tel autre veut être reçu par des mots grossiers qui le ravalent et l'obligent à fuir, etc. (Nous renyoyons pour d'autres détails aux histoires de la prostitution).

Nous avons vu le sadiste souiller la femme pour la mieux dominer. En réciproque, le masochiste voudra se faire souiller par la femme pour mieux lui témoigner sa sujétion. D'où la multitude de pratiques immondes qui ont pour théâtre les bordels, dans la grande majorité des cas, et que nous ne pouvons relater ici en trop grand nombre.

Un prince russe, très décrépit, faisait déféquer sa maîtresse sur sa poitrine. Elle devait s'accroupir au-dessus de lui en lui tournant le dos ; de cette façon, il pouvait réveiller ses sens endormis.

Un autre entretenait très généreusement une maîtresse à la condition qu'elle mangeât exclusivement du pain d'épices, pour qu'il puisse trouver quelque volupté à sentir ses excréments.

Un notaire avait l'habitude de stimuler ses désirs sexuels en prenant un certain nombre de feuilles du papier de latrine dont il s'était servi ; il les étalait sur la couverture de son lit, les regardait et les reniflait jusqu'à ce que l'érection se produisît. Après sa mort, on a trouvé près de son lit un grand panier rempli de ces papiers. Sur chaque feuille il avait soigneusement noté la date.

C'est parmi ces masochistes qu'il faut placer les malades qui sucent les mucosités, qui mangent le cérumen durci dans les oreilles, qui boivent de l'urine, qui reniflent les aines et les aisselles, qui mangent des cheveux, qui sucent les orteils à dessein salis ou les parties sexuelles d'une femme dont la toilette n'a pas été faite.

Un interne des Hôpitaux de Paris nous racontait récemment qu'en entrant un jour dans une vespasienne du quartier de la Madeleine, il remarqua un pain d'une livre environ qui semblait avoir été mis là avec quelque intention. Les nombreuses mictions auxquelles il avait été exposé l'avaient entièrement imbibé de l'urine des visiteurs.

Passant le lendemain au même endroit, il eut la curiosité d'entrer en la même vespasienne. Il y trouva un nouveau pain.

Ayant témoigné sa surprise à un agent qui flânait aux environs, ce dernier ne parut guère s'en émouvoir et lui répondit : « Ayez quelque patience et vous allez bientôt voir qui vient chercher ce pain ».

Après quelques instants d'attente, en effet, il put voir sortir de la vespasienne un monsieur correctement vêtu, malingre et âgé, qui portait sous le bras un paquet qu'il n'avait pas à son entrée dans l'édicule.

« Voilà votre pain qui s'en va, dit l'agent à l'interne ». Le pain avait en vérité disparu. Il paraît que chaque jour le même individu accomplissait sa besogne. La police le connaissait fort bien.

Nous ne savons pas quel cas ce vieillard pouvait faire de ce pain tout imbibé d'urine. Mais il est raisonnable de supposer, vu ce que nous savons des pratiques masochistes, qu'il mangeait de ce pain avec une grande volupté qu'il s'agissait d'un masochiste.

Un homme de lettres racontait récemment à un de nos

romanciers les plus en vue, de la bouche de qui nous tenons le récit, que son plus grand bonheur était d'administrer à sa maîtresse un lavement avec du café ou du chocolat au lait dont il se repaissait ensuite. Cet homme de lettres était, sans contredit possible, un vrai masochiste.

Le dégénéré qui, en plus de son masochisme, sera un inverti, un homosexuel, ne voudra pas se soumettre à une femme, puisque la femme n'excite pas son amour, n'éveille pas son sens génésique, mais il n'aura d'autre désir que celui de se rendre l'esclave d'un homme qui le fera souffrir.

Le masochisme, excitant, chez la femme normale, sous la forme atténuée d'une tendance à la passivité, il est logique de supposer que celui des deux uranistes, liés d'amour tendre, qui jouera le rôle de la femme, aura la mentalité d'une femme et sera enclin au masochisme.

Le masochisme chez les uranistes n'est donc pas pour nous surprendre.

« Une petite scène de jalousie, avouait un uraniste, met mon amoureux dans une excitation particulière et il finit par me battre. Mais les coups, quand ils viennent de lui, sont pour moi la source des plus grandes jouissances. Je me pâme quelquefois pendant qu'il me bat. »

Un autre uraniste n'arrive à la satisfaction complète, à l'éjaculation, que si l'homme avec lequel il entretient des rapports, lui frotte le dos jusqu'au sang, avec une brosse.

Voici quelles sont à peu près les scènes de volupté que je me représente, disait un troisième inverti, pendant que je m'onanise. Je me figure m'être engagé à une obéissance absolue envers un jeune homme qui me plaît au physique. Je m'imagine qu'il vient m'humillier, qu'il exige par exemple que je baise ses pieds ou qu'il m'oblige à renifler ses chaussettes trempées de sueur. Dans l'évocation de ces images, je suis allé même jusqu'à me figurer que le jeune homme que je me représentais comme un maître, m'ordonnait, pour m'humilier, de manger ses excréments. Alors, à défaut de la réalisation de la scène imaginée, je mange de mes propres excréments, toutefois en petite quantité seulement, avec un dégoût partiel et un vif battement de cœur ; alors il se produit en moi une violente érection suivie d'éjaculation. »

* *

A quoi prétend en définitive le masochiste, avec toutes ses pratiques extravagantes ou malpropres? A prouver combien est intense sa soumission. Il veut être dominé.

Or, quel est le rôle de l'homme dans le coït le plus normal ? Il est celui du mâle, il est dominateur.

Les masochistes, par le fait même de leur masochisme, ne seront pas portés à effectuer le coït.

Ils diront bien que le coït, à leurs yeux, ne prouve point l'existence de sentiments affectifs, qu'il est un acte dégoûtant, comparable à l'accouplement des animaux, qu'il n'est en somme qu'un acte bestial. Tout autre, clament-ils orgueilleusement, est leur amour. Il est épuré, il réside en l'abdication entière de leur être et s'annihiler aux pieds d'une amante, voilà, selon eux, qui témoigne de leur amour!

Singulière prétention que celle-là, en la bouche de ceux qui ont recours à tant de comédies sordides pour manifester leurs sentiments. Combien nous semble préférable le coït qui est animal, bestial, soit, mais qui n'est pas pour cela répugnant et qui est une fonction.

Le coït, qu'il ait pour but de perpétuer l'espèce ou seulement de procurer de la volupté à ceux qui s'y livrent, sera toujours plus beau que les stratagèmes auxquels auront recours les masochistes pour réaliser leur idée de sujétion.

Beaucoup de masochistes n'en sont venus à ce qu'ils

appellent jalousement un amour épuré, que par suite de la peur qu'ils ont des maladies vénériennes. La seule pensée d'être contaminés par des femmes qui leur communiqueraient la syphilis ou la blennorrhagie, leur fait rejeter le coït vers la pratique duquel ils sont déjà peu enclins. Et leur amour prend cette forme psychique et aberrée qu'est le masochisme.

A côté de ce masochisme acquis par un terrain certainement préparé à lui fournir tout ce qu'il fallait pour son développement, il faut immédiatement placer le masochisme qu'on peut déceler jusqu'en les rêves de la jeunesse avant qu'il ne se soit manifesté par des pratiques quelconques.

Ce dernier masochisme est congénital.

On le perçoit jusque dans les rêves d'enfants du masochiste. Toujours il a songé à se rouler aux pieds d'une dame hautaine, à recevoir d'elle rebiffades et mauvais traitements, à lui rendre les services d'un valet, d'une bête de somme.

« Dans mes rêves voluptueux je me bornais à me représenter une femme aimant à donner des ordres, écrit un masochiste à Krafft-Ebing, ayant le geste impérieux, la la parole faite pour le commandement, et à qui je baisais les pieds ou d'autres choses... »

Héritant de leurs tendances avec la vie, les masochistes ne peuvent séparer de leurs besoins sexuels ces penchants qui sont de l'amour la forme qu'ils ont toujours rêvée pendant leur jeunesse, qu'ils ont toujours exigée, une fois éveillés à la vie génitale. Vouloir supprimer ces penchants, serait, à leurs yeux, vouloir supprimer l'amour.

Le masochisme obsède les dégénérés qui en sont atteints. Cette obsession occupe tout le domaine de la pensée et laisse à la volonté si peu de contrôle qu'on ne peut dire que leur responsabilité soit entière.

De même que le sadiste est la victime de la parenté qui existe, chez lui, entre l'amour et la cruauté, paren é tenace étroite, tyrannique, le masochiste est le jouet des liens nécessaires et constants qui relient ses désirs sexuels à ses idées de soumission.

Le sadisme et le masochisme apparaissent nettement comme les deux formes du même vice : le désir de la douleur. Et cette soif de la souffrance n'est-elle même que la manifestation de l'idée de domination, domination active s'il s'agit du sadisme, domination passive, subie, s'il s'agit du masochisme.

Il existe un parallélisme complet entre les différents modes de chacune de ces deux perversions. Quelle que soit la douleur physique ou morale, à laquelle se trouve unie la volupté, elle peut toujours être donnée ou ressentie.

La seule démarcation plausible entre le sadisme et le masochisme est donc dans l'état du sujet qui peut être actif ou passif. Dans ces deux maladies de l'amour, il ne s'agit toujours que de la volupté engendrée par la douleur : *In dolore voluptas*.

CHAPITRE IV

Les Dégénérés Fétichistes

L'amour normal est une synthèse — Définition du fétichisme — Fétichisme anodin et fétichisme pathologique — Le culte des brimborions — Pouvoir et obsession du fétiche — L'habileté des boulevardières — Grande variété de fétichismes.

Fétichisme du costume — Le déshabillé et ses partisans — Les pièces à femmes — Nécessité de la présence du fétiche pour l'accomplissement du coït — Les fétichistes du linge de femme, du tablier — Histoire d'un dégénéré fétichiste du tablier — Fétichisme parfait — Fétichisme de la couleur blanche — Fétichisme des chemises de femme, des dessous soyeux, — Les collectionneurs de fétiches — Les suiveurs et les voleurs de mouchoirs — Les renifleurs — Relations de l'odorat avec le sens génital — Fétichisme de la soie, du velours, des fourrures — Observation de Tarnowsky — Le coupeur de nattes — Une intelligente et humanitaire décision du Dr Garnier — Les risques que courent les cheveux flottants au milieu des foules et des attroupements — Le mépris que les fétichistes ont de la femme — Observation du Dr Voisin — Fétichisme du soulier , des bottines élégantes — Relations du fétichisme avec le masochisme et le sadisme — Les ramasseurs de boue — Fétichisme des parties du corps, du pied nu, de la main, des yeux— Un professeur de lycée trop naïf — Les amoureux de cuisses opulentes — Les frotteurs — Fétichisme des organes génitaux — Les raisons secrètes du goût que montrent certains dégénérés pour des livres d'anatomie — Fétichisme des difformités — Les amours étranges de Baudelaire, de Lydstone, de Descartes — Un amoureux des boiteuses — Le fétichisme chez les dégénérés homo-sexuels.

Explication du fétichisme — Concomitance d'une impression quelconque (visuelle, olfactive, tactile, auditive) et de l'éveil sexuel — Le hasard crée le fétiche — Vérification de cette thèse par de nombreuses observations — Un peu de pitié.

L'amour normal semble suscité par un grand nombre d'attraits, et il est la synthèse de tous les amours partiels éveillés par les charmes de la personne aimée. L'amoureux doit chérir également tout ce qui est son amante, tout ce qui vient d'elle.

Pour l'amour fétichiste tout autres sont les choses. Un seul des attraits devient suffisant pour exciter l'amour et nul autre que lui ne saurait y parvenir. Partant, la partie dont il émane fait oublier l'ensemble de la personne.

« L'amour normal, dit A. Binet, nous apparaît comme le résultat d'un fétichisme compliqué. Il résulte, non pas d'une excitation unique, mais d'une myriade d'excitations.

« Où commence l'état pathologique ?

« C'est au moment où l'amour d'un détail quelconque devient prépondérant au point d'effacer tous les autres ».

L'égalité dans les caractères séducteurs d'une personne n'est que rarement réalisée. Les préférences y sont apportées par l'esprit de l'amant qui attribue plus de prix aux yeux qu'à la bouche, aux cheveux qu'aux mains, etc.

Mais c'est là un féchitisme anodin, banal et qui ne saurait attirer les regards du psychologue, du médecin ou du légiste.

Cette prédilection pour les yeux, pour les cheveux ou pour la bouche, acquiert, par contre, chez certains individus, une telle intensité que la contemplation et la palpation de l'organe ou de la chose préférés deviennent des besoins impérieux, dont la satisfaction procure autant de volupté qu'un véritable coït.

C'est alors du fétichisme poussé à son paroxysme, du fétichisme vrai, pathologique. Là, en effet, une partie du corps, comme un pied élégamment chaussé, comme une natte de cheveux ondoyants, une partie du vêtement même, comme le mouchoir, le tablier, auront assez de puissance pour amener l'orgasme, c'est-à-dire pour produire autant d'action génésique que la vue et la prossession de la femme à qui appartiennent ces cheveux, ce pied, ce mouchoir, ce tablier.

Les reliques amoureuses que les amants conservent et qui leur rappellent des personnes chéries ou des temps heureux, ne sauraient être regardées comme des fétiches. Max Muller appelait cette coutume, le « culte des brimborions ». C'est tout ce qu'on en peut dire. Le fétiche a un bien autre pouvoir que celui de la rose dont les pétales fanés se sont desséchés entre les feuilles d'un livre.

Le véritable fétiche suffit à lui seul pour exciter le sens génital, au même titre que le corps entier d'une femme. Tel ce fétichiste que le costume des nourrices peut seul exciter et dont l'histoire est rapportée par M. Garnier.

Laurent P..., âgé de trente trois ans, employé, fils d'une mère mélancolique qui s'est suicidée avec les vapeurs du charbon, porteur de nombreux stigmates physiques de dégénérescence, était connu comme un original dans son quartier où on l'avait surnommé l'amoureux des nourrices et des bonnes d'enfant. Il rôdait sans cesse dans les squares, frôlant les nourrices, extasié devant elles. De tout temps le costume de nourrice l'avait séduit. Ce n'était pas telle ou telle pièce de l'ajustement qui le charmait, c'était l'ensemble qui le grisait « Ça ne m'a jamais dit, déclara-t-il, de coucher avec une femme ; même avec une nourrrice ou une bonne d'enfant. Ce que j'aime c'est l'habillement, En effet il ne ne recherchait les nourrices que pour s'en faire une société ;

rentré dans sa chambre il évoquait l'image de son costume adulé
et cette représentation mentale provoquait l'orgasme génital.

Le féchitisme joue, dans la vie sexuelle, un très grand
rôle. Que d'amour ne sont-ils pas nés de l'habileté d'une
femme à montrer au féchitiste l'objet de son culte.

Les boulevardières qui vont, aguichantes, sur l'asphalte
de nos trottoirs, savent bien que ce n'est pas en vain que,
par un retrousser habile de leurs robes, elles montreront,
en même temps que leurs dessous froufroutants, un bas
élégamment tiré sur un mollet harmonieusement cambré.
Que l'amateur — lisez le fétichiste — des dessous et du
mollet ou de la chaussure, passe près d'elles et remarque
leurs charmes, il deviendra le client recherché.

Les fétiches pouvant être de mille sortes, souvent même
d'une nature risible sinon ridicule, comme nous le verrons,
il s'ensuit logiquement que les fétichistes ne se ressemble-
ront que par des caractères généraux qui sont ceux de la
dégénérescence mentale.

Bien qu'ils soient tant dissemblables et fort nombreux,
nous avons voulu montrer au lecteur les différents aspects
sous lesquels leur misère psychologique se présentait à
l'observateur.

Ceux-là qui réclament de la femme un certain costume,
pour pouvoir accéder aux voluptés du coït, deviennent
souvent les clients lucratifs des maisons publiques où ils
peuvent avouer leurs goûts et trouver à prix d'or des servantes dociles.

Les maisons de rendez-vous possèdent les costumes de
tous les corps de métier, de tous les âges, en le dessein de
satisfaire aux désirs qu'expriment leurs clients. La même

femme qui vient là, à l'insu de sa famille, quérir un or facile pour arriver à se payer des toilettes enviées et tapageuses, s'habille successivement en bonne, en écolière, en hollandaise, en bretonne, en trottin, en modèle italien, etc., selon les exigences des visiteurs fétichistes qui se succèdent en les salons.

Le déshabillé est, de tous les costumes, celui qui possède le plus de partisans.

Deux raisons nous paraissent devoir être invoquées pour expliquer le pouvoir fétichiste d'un corps de femme à demi-habillé.

Il est permis de supposer que la vue d'une femme toute nue déplaît à ceux-là qui sont assez artistes pour posséder en leur esprit l'image d'un corps que n'enlaidit aucune difformité, même la plus minime. Grâce à ce qu'ils voient d'un corps à demi voilé ils se représentent avec force leur idéal. Peut-être est-ce le cas de ces nombreux peintres ou sculpteurs qui ne se trouvent excités par leurs modèles que lorsqu'une chemise, des bas, un pantalon ont déjà caché la plus grande partie du corps qu'ils ont considéré, d'un œil tranquille, pendant plusieurs heures.

Il semble que pour certains blasés, la beauté qui rayonne de la complète nudité de la femme soit incapable d'allumer leurs sens. Ceux-ci, anesthésiés quelque peu par trop d'excès génésiques, réclament de la femme un mode particulier de provocation.

C'est pour réveiller leur appétit que les chanteuses de café-concert, que les figurantes de music-hall, que les actrices des pièces à femmes s'habillent si peu, emprisonnent leurs poitrines opulentes en des corsages damiers, enserrent leurs cuisses en des maillots seyant bien. Et les parties de leurs corps, qu'elles permettent aux jumelles de scruter, séduisent bien davantage que si la censure permettait la complète exhibition des nudités.

Le fétiche est absolument nécessaire aux dégénérés fétichistes pour que le coït leur soit possible.

Un individu déclara au Dr Moll qu'il lui était impossible de pratiquer le coït avec une femme entièrement nue ; il fallait qu'elle gardât au moins sa chemise.

Un autre n'éprouvait d'excitation génitale que si la femme portait des pantalons blancs.

Laurent raconte qu'un soir une courtisane, sortant d'un bal masqué, habillée en bergère Louis XV, entraîna un homme chez elle. Le prix était convenu d'avance et comme elle était pressée, il était dit qu'elle ne quitterait pas son costume. Arrivée chez elle, après réflexion, elle propose à l'homme de se déshabiller complètement, moyennant un petit supplément : « Ah non alors ! fit celui-ci, si tu te déshabilles, je m'en vais ».

Immédiatement après les fétichistes du costume, il nous faut parler des dégénérés qui donnent à une partie quelconque du vêtement féminin, du linge de la femme, le pouvoir d'un fétiche.

C'est le tablier qui, de tous les objets dont se compose le linge de la femme, compte le plus de fétichistes.

C'est sans doute sa blancheur et l'endroit où il se place qui lui font donner cette préférence. Sa blancheur rappelle celle du linge et le linge éveille l'image du corps. Noué à la ceinture il tombe devant les parties génitales et de celles-ci il peut évoquer la représentation mentale.

Sans doute y a-t-il une part qui doit être attribuée au fétichisme du tablier dans ce penchant que ressentent certains dégénérés, fétichistes du costume, pour les bonnes et les cuisinières. Ce fétichisme serait assez répandu, si l'on en croit les historiens de la prostitution contemporaine.

Aux heures d'emplettes, des prostituées clandestines vont, paraît-il, accortes et légèrement vêtues, en costume de bonnes. Rien ne manque à leur accoutrement, pas même le grossier panier aux provisions. Et, si n'étaient leur allure et leurs dessous, rien ne saurait les distinguer des professionselles de l'office. Mais elles tiennent à être remarquées de ceux-là qui « aiment les bonnes ».

L'observation suivante, rapportée par Charcot et Magnan, (*Archives de neurologie*, 1882), donne une idée saisissante de cette obsession dont sont victimes ces malheureux fétichistes et du peu de crédit que trouvent leurs lamentations à propos des impulsions impérieuses qui les poussent au rapt des tabliers.

C... journalier, 37 ans, entre pour la seconde fois à Sainte-Anne. le 24 Nov. 1881. Père mort alcoolique ; oncle mort aliéné ; mère, sœur, mélancoliques. Asymétrie faciale.

A 15 ans, il aperçoit, flottant au soleil, un tablier qui séchait, éblouissant de blancheur ; il approche, s'en empare, serre les cordons autour de sa taille et s'éloigne pour aller se masturber au contact du tablier, derrière une haie. Dès ce jour, les tabliers l'attirent. Il ne peut s'empêcher de les prendre et s'en sert pour pratiquer l'onanisme. Quand il aperçoit un homme ou une femme avec un tablier blanc, il les suit, ne tenant aucun compte du sexe, le tablier seul offrant tout l'attrait.

A plusieurs reprises il s'engage sur des bateaux. Pendant le temps qu'il passe en mer, rien d'anormal. Dès qu'il débarque et qu'il aperçoit un tablier, même impulsion impérieuse. Il fut plusieurs fois condamné. Aucune enquête médico-légale ne fut faite, malgré les plaidoiries de ses avocats qui réclamaient un examen scientifique de cette obsession, dont le malade avouait l'existence, mais qui faisait rire les conseils de guerre.

Il fut trappiste, puis garçon de table ou de dortoir dans des collèges, couchant quelquefois avec un tablier blanc. Arrêté à Bercy en 1880, une perquisition, faite chez lui, amène la découverte d'une collection de tabliers blancs maculés de sperme. Il raconte, qu'ayant eu des relations avec une femme, il avait eu recours au souvenir du tablier blanc pour amener l'érection et l'éjaculation (1).

---

(1) Charcot-Magnan. *Arch. neurol.* 1882.

Tout comme nous le verrons pour les féchitistes des jupes et des dessous, les amoureux du tablier s'affublent de leur fétiche pour se masturber. Quelquefois, l'impression produite par le contact du fétiche, du tablier, est si forte que l'éjaculation se produit sans le secours d'aucune manœuvre.

C'est le cas du fétichiste dont Garnier narre ainsi l'odyssée. C'est un bel exemple de fétichisme parfait.

Un ancien matelot, le nommé C..., cédant à une impulsion irrésistible, s'était fait, à plusieurs reprises, voleur de tabliers blancs, et avait de ce chef, encouru plusieurs condamnations,

En ajuster un à sa taille est pour lui le suprême bonheur. A ce moment, au comble de la volupté, en plein orgasme vénérien, ii éjacule dans le tablier, sans avoir besoin de s'aider de manœuvres onanistiques, tellement la sensation est forte. Il cache l'objet de sa passion, il l'enfouit dans la terre ; dès qu'il est libre, il court à sa cachette, déterre le tablier avec une sorte de frénésie, s'en affuble aussitôt, pour l'enterrer à nouveau, après avoir maculé de sperme. Il suit les servantes, non pour elles, mais pour le tablier blanc attaché à leur taille. Il en repaît ses regards et l'attraction fascinatrice est d'autant plus violente que la blancheur du linge est plus immaculée.

Longeant un soir, en sortant de son travail, l'avenue du Maine, il aperçoit à l'étalage extérieur d'un marchand de nouveautés, un mannequin revêtu d'une longue matinée blanche. A cette vue, il reçoit une commotion. Dans la demi-obscurité il distingue mal la nature de ce vêtement blanc. Il croit voir le tablier de ses rêves et, subissant une irrésistible impulsion, il s'élance, se saisit frénétiquement du mannequin, l'enlace dans ses bras et s'enfuit avec sa conquête.

Dans ces deux exemples, c'est la position qu'occupe le tablier, quand il est noué à la ceinture, qui est la source du pouvoir fétichiste. Le recouvrant évoque sans doute le recouvert, c'est-à-dire les parties génitales de la femme.

Puis, à un stade plus avancé de la maladie, de l'aberration, à un degré plus éloigné de la voie normale, l'image des parties génitales ne serait plus nécessaire, le tablier hériterait de leur puissance excitatrice pourvu toutefois que lui soient conservés les attributs de position et de blancheur.

Et l'on peut pousser encore plus loin cette dissociation des attributs. Nous pouvons supposer que la couleur blanche soit devenue la seule héritière détentrice du pouvoir d'excitation sexuelle, pouvoir qui appartenait auparavant au tablier blanc, noué à la taille. Alors ne seraient plus nécessaires ni la position du tablier, ni même le tablier.

Lombroso a, en effet, observé un malade chez qui l'obsession du tablier blanc s'est étendu progressivement à tous les objets blancs. Un linge flottant et même un mur blanchi à la chaux, suffisaient pour provoquer chez lui le phénomène de l'érection.

Il est des dégénérés qui aiment revêtir des chemises de femme et qui goûtent une puissante volupté à serrer leur taille dans un corset, qui chaussent des bas de femme, ajourés et soyeux. La plupart s'affublent, en leur demeure, d'un costume féminin pour se livrer à des manœuvres onanistiques. Ils fréquentent les magasins pour tenir en leurs mains des chemises de fine batiste, aux faveurs multicolores, des jupons de soie parsemés de volants et de dentelles.

Ces malades, qu'il ne faut pas confondre avec les invertis, les uranistes, qui ont souvent de semblables préoccupations, ces malades suivent, avec ivresse, dans la rue, la courtisane ou l'élégante dont les dessous bruissent et fascinent. C'est dire que les femmes aux dessous fins et jolis auront, dans leurs choix, tous les avantages.

Ils formeront cette multitude de « suiveurs » qui se contentent de marcher dans le sillage d'une femme aux jupons froufroutants, les yeux rivés à la parcelle soyeuse, qu'à dessein souvent, que par coquetterie toujours, la belle laisse voir dans son retrousser, et qui n'abordent jamais cette personne. Peu leur importent l'âge, le visage, la chevelure de celle-ci, pourvu qu'elle ait la richesse des dessous.

Les fétichistes du linge collectionnent en secret des exemplaires de leur objet fétiche. La vue de ceux-ci, leur manipulation amènent l'orgasme. Tout leur appétit sexuel est concentré sur la chemise, le jupon ou la fourrure, et leurs rêves érotiques sont peuplés de femmes dont le linge ou le vêtement font le seul prix. Toute leur vie sexuelle a comme pivot ce fétiche, et rien d'étonnant à ce que leurs rêves soient aussi réunis autour du même objet.

Le Dr Garnier raconte l'histoire d'un fétichiste qui depuis longtemps possède un jupon de soie qu'il serre précieusement dans un meuble de sa chambre. Tous les soirs, au moment de se mettre au lit, il le revêt, l'ajuste à sa taille et « ainsi enjuponné de soie, il goûte l'ivresse sexuelle que la plus jolie femme du monde ne pourrait lui donner ».

L'exemple suivant est encore rapporté par le Dr Garnier.

Un homme de lettres de 36 ans avait toujours été indifférent pour la femme mais non pour ses dessous. Il lui arrivait de suivre une courtisane, charmé par la richesse du costume qui lui faisait deviner la finesse des vêtements de dessous. Son appétition se concentrait sur les chemises de batiste garnies de dentelles, les corsets de satin, les jupons soyeux aux fines broderies, les bas de soie, enfin sur tout ce qui est fin, élégant, coquet, c'était l'enveloppe de la femme qui lui plaisait et non la femme elle-même.

Il se présentait dans les magasins où se débitent les articles de la toilette féminine. Il éprouvait une véritable volupté à les toucher. Il faisait même des acquisitions qu'il entassait chez lui et qu'il contemplait avec amour. « J'aurais souhaité, disait-il, être la femme de chambre d'une élégante mondaine, faire à ma maîtresse quatre toilettes par jour ou en subir quatre moi-même ».

Il y a des suiveurs du mouchoir comme il y en a pour les dessous. Ils vont fascinés par leur fétiche, à la suite de la dame qui souvent devine cet attrait, s'en amuse ou en profite. Une femme racontait au D\u02b3 Moll : « Je connais un Monsieur, il me suffit, quand je le vois de loin, de tirer de ma poche le coin de mon mouchoir, pour qu'il me suive comme un chien. Je puis aller n'importe où, il ne me quitte plus. Que ce monsieur se trouve en voiture, ou soit occupé par une affaire très sérieuse, aussitôt qu'il voit mon mouchoir, il abandonne tout pour me suivre ».

Peu importent, à d'autres fétichistes, la qualité ou la partie du vêtement féminin. Tout ce qui est l'habillement de la femme leur est bon.

Ils volent chez les blanchisseuses, dans les magasins, dans les hôtels, les chemises, bas, pantalons et mille colifichets dont se compose la toilette des femmes. Ils entassent tout cela chez eux, s'en parent, s'en revêtent pour se livrer à la masturbation, pour aider leur imagination à créer des scènes érotiques.

Ils prennent plaisir à remuer toutes ces choses qui sont l'enveloppe de la femme, à les *renifler*. Ils les placent et les déplacent avec autant de bonheur qu'un avare qui se soûle en secret de la vue et du toucher de son trésor.

Krafft-Ebing raconte qu'on trouva chez un cordonnier de 45 ans, d'une conduite généralement sans reproches, trois cents objets de toilette de femme, entre autres des chemises de femmes, des pantalons de femme, des jarretières, des bonnets de nuit. Quand on l'arrêta, il avait sur le corps une chemise de femme. Déjà, à l'âge de 13 ans, il s'était livré à son impulsion de voler du linge de femme. Quand cette impulsion lui venait, il ressentait toujours de l'angoisse et avait la tête lourde ; dans de pareils moments il ne pouvait résister, coûte que coûte. La nuit, quand il était au lit, il se revêtait des vêtements féminins qu'il avait volés, en même temps, il évoquait, dans son imagination, l'image de belles femmes et il éprouvait une sensation voluptueuse avec écoulement de sperme.

Aux ventes où l'on détaille des gardes-robes d'actrices ou de courtisanes en vogue, on voit se bousculer tout un monde d'empressés qui achètent quelquefois fort cher une bribe des colifichets dont ELLES se sont parées. Ils invoquent le désir de conserver quelque souvenir. Il ne s'agit pas, en la circonstance, d'un souvenir, mais d'un fétiche. Et ceux-là qui, dans ces étals, n'achètent rien, se sont offert gratuitement l'ivresse de « renifler » tout à leur aise mille parures et vêtements parfumés, sentant bon la femme.

En ces fétichismes du linge de la femme, l'odorat semble jouer un rôle important, d'autant plus important à nos yeux que les expériences de Schiff et de Mantegazza ont montré les puissants liens, qui unissent le sens olfactif au sens génital.

Confirmant les travaux de ces physiologistes et les recherches de Hochl qui put trouver sur un cadavre humain, une absence de bulbe olfactif concomitante d'une atrophie testiculaire, les observations de Most et de Binet nous montrent tout le cas qu'on doit faire des sensations olfactives, dans l'explication de l'éveil ou de la volupté sexuels que produisent certains fétiches appartenant à l'accoutrement féminin.

Most, professeur à Rostock, raconte qu'il apprit d'un jeune paysan voluptueux qu'il avait excité à la volupté maintes filles chastes, en passant, pendant la danse, sous ses aisselles, le mouchoir avec lequel il essuyait ensuite la figure de sa danseuse.

Binet raconte qu'un étudiant, assis sur un banc du jardin du Luxembourg, remarqua qu'il était en érection. Ayant recherché les causes de cette excitation soudaine il remarqua qu'une femme assise à l'autre bout du banc répandait une forte odeur... féminine.

A côté de ces fétiches qui tiennent leur pouvoir excitateur des sensations olfactives qu'ils provoquent, nous allons placer ceux-là où la sensation tactile semble la dominante du cortège d'impressions que d'ordinaire réclame la jouissance pour être éveillée.

Les *renifleurs* aiment se pénétrer des parfums dont sont imprégnés les mouchoirs, les chemises, les pantalons de la femme et c'est assez pour qu'ils se trouvent voluptueusement excités.

Les fétichistes dont nous allons nous occuper à présent, trouveront la même ivresse à palper, à promener sur leur corps mis à nu, sur leurs parties sexuelles, les étoffes de soie, de velours, les nattes ou les fourrures.

Garnier raconte qu'en 1892, V... Victor fut arrêté rue Soufflot au moment où, dans la foule qui assistait à la translation des cendres de Lazare Carnot au Panthéon, il s'approchait des dames élégantes, les frolait et plongeait sa main dans leurs robes.

V... Victor amoureux de la soie, depuis l'âge de cinq ans palpait avec ivresse ce tissu et goûtait à ce contact de suprêmes jouissances. Il aimait passer de longues heures chez les couturières pour y ramasser des débris de soie qu'il collectionnait. Il appliquait ces rognures sur sa poitrine et à leur contact il n'était plus maître de lui, tellement sa volupté était intense. Fréquemment, dans son sommeil, il voyait des princesses revêtues de soie devant lesquelles il se prosternait, couvrant leurs robes de baisers éperdus. Il se réveillait sous la secousse du spasme voluptueux. La femme ne lui plaisait que par la soie qui la recouvre, par le froufrou de cette étoffe,

D'autres dégénérés qui ne sont pas excités par la manipulation de la soie, le sont avec ivresse par le contact du velours.

L'un des habitués d'un lupanar était connu sous le sobriquet de « velours ». Il avait l'habitude de revêtir de velours une prostituée et de satisfaire ses penchants sexuels rien qu'en se caressant la figure avec un coin de la robe en velours, sans qu'il y eût d'autre contact entre lui et la femme.

Cette suprématie que prennent les impressions tactiles dans le cortège des impressions qui d'ordinaire, par leur harmonie, sont exigées pour amener le plaisir vénérien, explique la manie et le vice qu'ont certains individus de frôler les femmes. « En passant la main sur une jaquette de velours, avoue un frôleur, j'ai une excitation sexuelle telle qu'aucun autre moyen ne saurait jamais en provoquer une pareille en moi ».

Les fourrures, au même titre que la soie ou que le velours, devaient être des fétiches pour certains dégénérés dont la forme et l'objet de l'amour sont pervertis.

Les fétichistes des fourrures aiment caresser leur corps avec le poil des fourrures. Il n'est pas nécessaire que celles-ci aient appartenu a des femmes pour que la jouissance survienne. C'est donc l'impression fournie par le chatouillement des poils de la fourrure qui produit à elle seule l'excitation génésique.

Les femmes elles-mêmes sont amoureuses du contact que produisent leurs fourrures sur leurs épaules que ne recouvre pas le corsage de théâtre ou de soirée. Peut-être, chez certaines d'entre elles, trouverait-on le féchitisme des fourrures. Toutefois la chose ne fut pas encore observée et notre conscience scientifique nous oblige à l'exactitude. Nous relatons ici des faits et non, comme tant d'autres sur le même thème ont aimé s'y adonner, des aventures créées par une imagination plus ou moins fertile.

Voici un exemple de fétichisme des fourrures dont un jeune garçon est le héros lamentable. Il fut relaté par Tarnowsky.

Un garçon de douze ans éprouva une vive émotion sexuelle en se couvrant un jour, par hasard, d'une couverture en fourrure. A partir de ce moment, il commença à se masturber en se servant de fourrures ou en prenant dans son lit un chien à longs poils. Il avait des éjaculations suivies quelquefois d'accès hystériformes. Ses pollutions nocturnes étaient occasionnées par des rêves où il se voyait couché sur une fourrure soyeuse. Les charmes de la femme n'avaient aucune prise sur lui.

Les fétichistes des chevelures, des nattes, semblent davantage affectés par leur fétichisme que ne le sont les les fétichistes du costume.

Les cheveux de la femme sont, pour ces malades, ce qui les peut davantage exciter. Rien ne vaut tant à leurs yeux que ces boucles flottant sur le dos des fillettes. Ils suivent, dans la rue, la jeune fille dont la natte les séduit, ils se mêlent à toutes les poussées de la foule en l'espoir de pouvoir s'approcher de quelque fine et ondulante toison.

« Ils vont d'une cohue à l'autre (1), hésitent et tournent longuement avant de s'arrêter. Leur choix fait, on les voit s'élancer sur une femme et lui embrasser follement les cheveux qui frisent sur la nuque. Puis ils s'esquivent en faisant claquer leur langue et en se léchant les lèvres pour savourer le goût que les petites frisettes à la couleur préférée viennent d'y laisser.

(1) MACÉ. *Un joli monde.*

« Frisons d'or, frisons d'ébène, il y a des amateurs, beaucoup d'amateurs pour ces sortes de friandises. Ils préfèrent les cheveux relevés qui dégagent bien la nuque pour faire valoir le cou et laisser en liberté les petites mèches mignonnes et agaçantes. Ils se contentent d'un rapide et furtif baiser ».

Comme tous les fétiches, les cheveux deviennent le seul attrait possible et puissant. Le coït ne peut être effectué sans eux ou tout au moins sans leur représentation mentale. Ils sont l'adjuvant *sine quâ non* de l'éjaculation. Ils apparaissent, comme toutes les idées obsédantes qui rendent infernale la vie de dégénérés, en les rêves des malades.

Krafft-Ebing rapporte que X... s'est senti, dès l'âge de huit ans, puissamment attiré par les cheveux des femmes. Sa sœur, âgée de douze ans, s'occupait beaucoup de lui; elle l'embrassait, et le pressait souvent contre elle. Il la laissait faire parce que les cheveux de cette jeune fille lui plaisaient beaucoup.

A partir de l'âge de quatorze ans il devint tellement excité par les cheveux des femmes qu'il en avait des érections violentes. L'attouchement des cheveux lui donnait peu de satisfaction ; c'était plutôt la vue qui lui en procurait, mais avant tout le fait d'y poser les lèvres et de les mordre. Souvent, dans la rue, au milieu d'une bousculade de la foule, il ne pouvait pas se retenir de poser un baiser sur la tête des dames. Cela fait, il courait chez lui pour se masturber. Parfois il réussissait à résister à cette impulsion, mais alors il était forcé, oppressé d'une angoisse vive, de prendre au plus vite la fuite.

Devenu grand, il essaya de se satisfaire par le coït avec des prostituées. Il provoquait une érection violente en baisant les nattes, mais il ne pouvait pas arriver à l'éjaculation. Son idée favorite était de coïter en baisant des nattes. Dans l'obscurité il n'avait aucun intérêt pour la femme parce qu'il ne voyait pas ses cheveux. Les poils des parties génitales n'avaient pour lui aucun charme, ni même les cheveux défaits.

Les fétichistes des cheveux prennent un plaisir immense à manipuler des cheveux à la dérobée. Pour pouvoir en caresser à leur guise, il en sont amenés à couper les jolies nattes qu'ils voient flotter sur le dos des fillettes ou des jeunes filles. Et ce pendant qu'ils les coupent, ils ressentent une intense volupté.

La mèche coupée, le fétichiste s'en va, ivre de joie, et souvent gagne en hâte sa demeure. Non pas qu'il ait peur d'être poursuivi et re oint, non, mais parce qu'il lui tarde de se masturber avec la relique blonde ou brune.

Soigneusement sont conservées, étiquetées ces boucles de chevelures diverses. En secret ils peignent ces cheveux, ils les lissent de la main, ils se les promènent sur la peau de leur ventre, de leurs organes génitaux. Et ces caresses les chatouillent, amènent l'érection, leur procurent l'orgasme tout comme pour l'homme normal la caresse féline d'une femme qui veut se donner.

Les coupeurs de nattes sont arrêtés en assez grand nombre, chaque année, lors des fêtes populaires du Carnaval, de la Mi-Carême ou du quatorze juillet.

M. Garnier rapporte qu'un sieur M..., 26 ans, faible d'intelligence, ayant un père épileptique, fut arrêté un jour de mi-carême, sur le boulevard des Italiens où se pressait une foule compacte. Il fut surpris coupant, à l'aide de ciseaux, les cheveux d'une jeune fille. Lorsqu'on le fouilla, on trouva sur lui trois sachets renfermant chacun des mèches de cheveux.

Ce fétichisme obsédait M... depuis sa douzième année. A 17 ans, un jour qu'il se pressait contre une fillette absorbée par un spectacle du théâtre guignol, aux jardins des Tuileries, et qu'il roulait amoureusement les cheveux de la jeune fille entre ses doigts, un gardien qui le surveillait lui saisit à pleine main la verge, à travers le pantalon, en lui criant : « Enfin on vous tient, depuis le temps qu'on vous surveille ! »

Ce dégénéré était un malade qu'il fallait traiter et non punir, ajoute M. Garnier qui le fit diriger sur l'Asile Ste-Anne.

On remarquera la sagesse de M. Garnier qui, devant ce fétichiste obsédé par sa passion depuis quatorze ans, juge qu'un traitement lui sera plus profitable qu'une punition de plus ou moins longue durée.

Les stations d'omnibus sont aussi fréquentées par ces maraudeurs, à cause des rassemblements qui s'y forment dans l'attente des voitures.

Un sieur P..., dégénéré héréditaire, fut arrêté à une station d'omnibus, au moment où, armé d'une paire de ciseaux et serrant de près dans la foule une jeune fille, il lui coupait les cheveux tressés en nattes qui retombaient sur les épaules. On trouva au domicile de P... une grande quantité de nattes recueillies de la même façon. Tous les soirs il les sortait du tiroir de sa commode où il les rangeait avec amour, il les appliquait sur ses organes génitaux, et, ivre de bonheur, au comble de l'excitation sexuelle, il entrait en érection.

L'auto-observation suivante que publia le Dr Voisin (1), montre l'obsession dont les fétichistes sont souvent les esclaves, le mépris qu'ils peuvent avoir pour la femme, la grande volupté que leur procure leur fétiche.

« J'avais possédé des femmes, je n'avais jamais rien senti d'analogue auprès d'elles ; elles me dégoûtaient plus qu'elles ne m'attiraient. Mais aussitôt que je voyais des cheveux flottant sur des épaules, j'étais obsédé par l'idée de les toucher ; bientôt cela ne me suffit plus, je voulus les posséder, et, un soir, je coupai une natte avec un couteau. Je la rapportai chez moi, la tenant dans mes mains durant tout le trajet, et, quand je fus dans ma chambre, je fus repris de la même excitation qu'au dehors. Je plongeai ma main dans ces cheveux, je les promenai sur mon corps, j'en enveloppai mes parties génitales et j'éprouvai les sensations les plus vives Brisé de fatigue, j'avais honte de moi et, pendant plusieurs jours, je n'osais pas sortir seul. *Il m'est arrivé de rester*

(1) *Annales d'hygiène et de médecine légale.* Avril 1890.

trois ou quatre mois calme ; puis j'étais repris, c'était comme une exaltation de désir extraordinaire, comme une attraction, je m'approchais pour toucher les cheveux pendants ; femme ou jeune fille, je ne choisissais pas ».

Le soulier, tant par sa forme élégante que par la facilité avec laquelle on l'aperçoit, que par les idées masochistes qui souvent s'y rattachent, est un fétiche ayant beaucoup de crédit et un grand nombre de partisans.

Ce ne sont pas d'ordinaire les souliers vulgaires qui sont fétiches pour les dégénérés que cette forme d'amour obsède, mais plutôt les bottines élégantes, aristocratiques.

Voici un exemple de fétichisme de la chaussure féminine.

Hammond rapporte (1) que X...., âgé de 24 ans, d'une famille névropathiquement chargée et qui compte plusieurs fous, fut, à l'âge de sept ans, entraîné à l'onanisme par une bonne. La chaussure de cette bonne ayant touché, par hasard, son pénis, il en ressentit une grande joie. Dès lors, le seul aspect d'un soulier de femme suffit à ce taré pour amener l'érection et l'éjaculation. Il se masturba en regardant des souliers de femme. A l'école il était vivement excité par les souliers de l'institutrice. Un jour il ne put pas s'empêcher de saisir cette institutrice par les bottines, ce qui lui causa une vive impression sexuelle.

Le fétichiste du soulier a souvent l'idée de se laisser piétiner par des bottines de femme. Le soulier lui apparaît comme l'instrument, dont la femme se servirait pour affirmer la domination dont il lui plairait tant d'être la victime.

Il vénère cet instrument. Il se représente des scènes où il ressent ses atteintes douloureuses. Il s'en frappe même. Il l'embrasse, il traine dessus une langue qui en essuie les souillures.

---

(1) HAMMOND. *Impuissance sexuelle.*

Le fétichisme n'est alors que la forme sous laquelle se laissent apercevoir les penchants masochistes du dégénéré.

En l'observation qu'on va lire et qu'a publiée le professeur Moll, de Berlin, le masochisme apparaît nettement, pour expliquer le fétichisme qui pousse le dégénéré L... à rêver voluptueusement qu'il est foulé aux pieds par des femmes chaussées, à ramasser la boue qu'ont pu toucher les semelles de bottines élégantes, etc.

A partir de l'âge de dix ans et jusqu'à quatorze ans, rapporte le Dr Moll, L... cherchait toujours à toucher les bottines de ses camarades et même celles des petites filles. Mais il ne choisissait que celles de ses camarades riches ou nobles. Un de ses condisciples avait des bottes d'écuyer ; en l'absence de ce camarade, L... prenait souvent ses bottes dans ses mains, se *frappait avec sur le corps ou les pressait sur sa figure.*

Après la puberté, le désir se porta exclusivement sur les chaussures de femmes. Entre autres. procédés pendant la saison du patinage, le malade cherchait, par tous les moyens, l'occasion d'aider les femmes et les filles à attacher ou à ôter leurs patins. Mais il ne choisissait que des femmes ou des filles riches, de mise distinguée. Quand il passait dans la rue, il ne faisait que guetter les bottines élégantes.

Sa passion pour les chaussures allait si loin, qu'il prenait le sable ou la crotte qu'elles avaient foulé, et le mettait dans son porte-monnaie ou dans sa bouche. N'ayant encore que quatorze ans L... allait au lupanar et fréquentait un café concert uniquement pour s'exciter par la vue des bottines élégantes. Au théâtre, il ne regardait que les chaussures des dames.

Il suivait dans les rues, pendant des heures entières, les dames qui portaient d'élégantes bottines. *L'idée de se laisser piétiner par des dames bottées ou de pouvoir baiser ces bottines, procure à L... la plus grande volupté.* Il s'arrête devant les magasins de chaussures, rien que pour contempler les bottines. C'est surtout la forme élégante de la bottine qui l'excite. »

Un jeune dégénéré. dont Charcot et Magnan ont rapporté

l'histoire, était devenu fétichiste des clous de bottines à cause de la jouissance que lui procurait la pression d'une bottine de femme sur la sienne.

Quand il était avec des jeunes filles, dit l'observation (1), il cherchait à voir les clous de leurs souliers. Une d'elles s'en étant aperçue et sans que le malade lui eût rien dit, ne manquait jamais, surtout lorsqu'elle avait des souliers neufs, de placer son pied sur le sien, en appuyant légèrement de manière à lui faire sentir les clous. Ce contact amenait immédiatement une éjaculation occasionnée, non par l'impression de la femme mais par celle des clous.

Plusieurs fois même, il lui est arrivé de prendre les souliers des jeunes filles dans l'endroit où ils étaient déposés, et il lui suffisait de poser l'extrémité de sa verge sur les clous, pour que, sans aucune pression de la main, l'éjaculation eût lieu aussitôt. »

Le fétichisme peut aussi se trouver intimement lié au sadisme.

Si le sadiste aime de préférence torturer telle ou telle partie du corps, cette partie a grand risque de devenir fétiche pour ce dégénéré dont le terrain mental est déjà tant altéré.

De plus un dégénéré déjà atteint de fétichisme en vient-il à l'amour sadiste, son sadisme s'orientera, se cristallisera selon le mode particulier de fétichisme dont est déjà atteint le malade.

C'est ainsi qu'en l'observation suivante, un fétichiste du pied étant devenu sadique, son sadisme ne porta que sur les pieds.

« Etant petit garçon, raconte un dégénéré à Krafft-Ebing, j'arrivai, par hasard, au moment où ma sœur aînée changeait de bas. *En la voyant vite cacher ses pieds, mon attention fut éveillée, et bientôt la vue de ses pieds nus jusqu'aux chevilles devint l'idéal*

---

(1) CHARCOT et MAGNAN. *Archives de Neurologie*, 1882.

de mes désirs. Bien entendu, cela fit que ma sœur redoubla de précautions, et c'est ainsi qu'il s'engagea une lutte continuelle où j'employai toutes les armes: la ruse, la flatterie et les explosions de colère. Pour le reste, ma sœur m'était indifférente ; les baisers qu'elle me donnait m'étaient même désagréables. Faute de mieux je me contentais des pieds de nos bonnes. Les pieds masculins me laissaient froid.

Voilà pour le fétichisme. Voyons maintenant se faire jour le sadisme.

« A l'âge de huit ans, les passages des livres qui m'intéressaient le plus, étaient ceux où il était question de blessures et d'opérations chirurgicales que de belles filles ou de belles femmes avaient dû subir. Entre autres, un récit où il était raconté comment une jeune fille s'enfonça une épine dans le pied, et comment cette épine lui fut retirée par un garçon, me mit dans une excitation très violente. De plus, j'avais une érection chaque fois que je regardais la gravure représentant cette scène qui cependant n'avait rien de lascif. Dans les pièces de théâtre de poupées que j'improvisais, une jeune fille devait toujours, sur l'ordre sévère de son père, se soumettre à une opération douloureuse du pied, exécutée par un médecin.

Mon plus grand désir aurait été de couper les ongles d'un beau pied de femme. Mes rêves érotiques tournaient autour de ce sujet. »

Il est une conclusion toute naturelle que l'on peut tirer des rapports du fétichisme avec le sadisme, c'est que celui-ci n'apparaîtra que chez les dégénérés dont l'amour a pour fétiche quelque partie du corps. Toutefois on a mis au compte du sadisme la joie que prenaient certains féti-chistes du mouchoir, du linge féminin, à lacérer, à déchirer avec les dents, à mettre en miettes leur fétiche. Ces actes destructeurs pourraient être rapprochés des actes de vandalisme commis par certains dégénérés sur des choses qui n'ont aucun rapport avec l'amour (tombes, tableaux, œuvres d'art, etc.). C'est là un jour obscur du sadisme, sur lequel nous nous promettons d'insister particulièrement dans un prochain travail.

Avec le fétichisme du pied nu, nous commençons l'examen des fétichismes des différentes parties du corps. Nous avons déjà vu celui des nattes et si nous ne l'avons pas laissé pour l'étudier à cette place, c'est à cause de l'impression tactile dominante qui le place à côté du fétichisme de la soie et de celui du velours.

Les mollets recouverts d'un bas bien tiré peuvent produire une grande impression quand, joliment cambrés, et sortant d'une bottine élégante, il sont à demi découverts par le retrousser de la robe.

On ne connaît pas de fétichisme des mollets nus, voici par contre un exemple de fétichisme du mollet tel que nous venons de le dépeindre et tel qu'il est d'ordinaire aperçu.

« Z... élève de polytechnique, s'aperçut de bonne heure qu'il n'était attiré et satisfait que par des femmes qui portaient des jupons courts et des bottes montantes. Le malade attribue son fétichisme au fait qu'il a une prédilection pour les mollets. Mais il n'est excité que par un mollet de femme chaussé d'une bottine élégante. Les mollets nus et, en général, les nudités féminines n'exercent sur lui aucune impression sexuelle.

Z... éprouve encore beaucoup de plaisir à caresser des oreilles bien faites. Avec les hommes cette caresse ne lui procure qu'un plaisir faible, mais il est très vif avec les femmes. » (Krafft. Ebing).

Les amoureux dont le terrain mental n'est pas dans un état de dégénérescence, aiment d'ordinaire presser les mains de leurs aimées, les tenir enserrées dans les leurs pendant un long temps, y déposer des baisers. La main joue donc en les câlineries qui font cortège aux relations amoureuses un rôle important. Elle ne devait manquer de devenir fétiche pour certains névropathes prédisposés au déséquilibre de leurs facultés.

M. Binet rapporte l'exemple suivant de fétichisme de la main.

« B.., de famille névropathique, très sensuel, tombe en extase à la vue d'une belle main de jeune femme et sent alors de l'excitation sexuelle allant jusqu'à l'érection. Baiser et presser la main, c'est pour lui le suprême bonheur . Il se sent malheureux tant qu'il voit cette main recouverte d'un gant. Sous prétexte de dire la bonne aventure, il cherche à s'emparer des mains. Le pied lui est indifférent. Si les belles mains sont ornées de bagues, cela augmente son plaisir. Seule la main vivante et non l'image d'une main lui produit cet effet voluptueux. »

Les yeux qui sont aussi l'objet de tant de passions, qui servent aux amoureux pour y lire leur amour, pour y « mirer leurs âmes », peuvent également devenir des fétiches d'amour.

M. Binet raconte qu'un professeur de lycée, âgé de trente-sept ans, ayant eu des convulsions dans l'enfance, commença à se masturber dès l'âge de dix ans, avec des sensations voluptueuses se rattachant à des idées bien étranges. Il était enthousiasmé pour les yeux de la femme. Mais, comme il voulait à tout prix se faire une idée du coït, et qu'il était tout à fait ignorant des choses sexuelles, il en arriva à placer les sièges des parties génitales de la femme dans les narines, endroit qui est le plus proche des yeux. Les désirs sexuels très vifs tournent, à partir de ce moment autour de cette idée. Il fait des dessins qui représentent des profils grecs, des têtes de femmes, avec des narines si larges qu'elles pourraient servir au coït. Un jour, il voit dans un omnibus une fille chez laquelle il croit reconnaître son idéal. Il la poursuit jusque dans son logement, demande sa main avec impertinence. On l'arrête.

Les prostituées, par suite de l'éducation particulière qu'elles reçoivent de leurs camarades, en la cohorte de luxure qu'elles forment, n'ignorent aucune des tares, des passions qui obsèdent certains hommes, les dégénérés. Et si elles vont montrant leurs mollets, leurs bottines élégantes, faisant froufrouter leurs dessous soyeux et s'efforçant de faire saillir le plus possible leurs formes ce n'est pas tant pour provoquer, par leur ensemble, l'appétit sexuel du passant que parce qu'elles savent bien qu'il est des amateurs sérieux de toutes ces choses.

Nous avons vu déjà des dégénérés être fétichistes de la chaussure féminine, des dessous, il en est qui aiment par dessus tout les fesses de la femme.

Dès qu'ils voient une jolie croupe, des cuisses harmonieusement saillantes, il sont vivement excités. Ils suivent dans la rue, avec une fougueuse tenacité, la femme qui, enveloppée d'une robe qui la moule étroitement, laisse voir des formes luxuriantes. Ils vont, fascinés par cette croupe, par ces cuisses et leur plus grand bonheur serait de s'en approcher, de les palper.

Les fétichistes des formes encombrent les églises; aux heures d'office, ils vont se mettre en prière derrière la femme qui leur semble la mieux partagée.

Souvent ils ne se bornent pas à cette contemplation muette, ils vont dans les magasins où fourmillent les dames et les jeunes filles, aux jours d'exposition, ils se pressent contre elles, ils leur palpent les cuisses avec une volupté qui les fait souvent éjaculer sur la robe qu'ils salissent de leur sperme.

Il ne se passe pas de jour d'exposition qu'on n'arrête, en quelque magasin de grand renom, quelques-uns de ces pauvres obsédés. Et l'on est loin d'arrêter tous ceux qui se livrent à ces caresses, d'abord parce que, pressée en une foule compacte, la dame ne s'aperçoit pas toujours des caresses qu'on lui prodigue, sans lui demander avis, et puis parce qu'il est des femmes assez dégénérées elles-mêmes, assez perverties, assez érotiques, pour ne pas dédaigner ce mode de chatouillement qui les excite sexuellement.

Avec les dégénérés qui sont fétichistes de la soie et du velours, les fétichistes des fesses forment la catégorie de ceux qu'en langage policier on appelle les *frotteurs*.

Voici un cas de frottage rapporté par M. Magnan.

« Z... né en 1850, veuf depuis 1873, s'était depuis longtemps fait remarquer dans les églises par sa manie de se presser par derrière contre les femmes, jeunes ou vieilles, et de manipuler leurs tournures. On le guetta et, un jour, on réussit à l'arrêter en flagrant délit. Il fut consterné au plus haut degré.

Depuis deux ans, il était obsédé quand il se trouvait au milieu d'une foule, par le penchant funeste à se frotter par derrière contre les femmes, ce qui lui donnait de l'orgasme et de l'éjaculation. Le penchant au frottage lui était venu subitement comme il stationnait par hasard dans une église. Il n'y a que la tournure qui l'excite, tout le reste du corps ou de la toilette lui est absolument indifférent. »

Il y a des dégénérés qui auront leurs préoccupations de tous les instants attirées par les organes génitaux mâles ou femelles. Ils trouveront de la jouissance à dessiner des verges, des testicules, des clitoris, des vulves. Ce fétichisme doit être sans doute le symptôme d'un érotisme particulièrement grave et les dessins, représentant des organes génitaux qui encombrent les murs des prisons, des casernes qui s'étalent en les vespasiennes avec des propositions obscènes en dessous, doivent être regardés comme une preuve d'érotisme chez les scripteurs plutôt que comme un fétichisme particulier des parties génitales.

Les dégénérés qui sont atteints de ce fétichisme,

achètent des livres d'anatomie populaire pour se repaître les yeux des gravures qui représentent les organes sexuels. Ils décalquent ces dessins, ils les distribuent à des enfants, ils en ont toujours quelque spécimen en leurs poches.

C'est ainsi qu'un peintre de certain renom fut arrêté, il y a peu d'années, comme il distribuait sur le boulevard Richard-Lenoir, à des enfants qui s'en revenaient de l'école, des dessins d'organes génitaux dont il était l'auteur.

Les dégénérés fétichistes n'ont pas toujours comme fétiche ce que la femme possède de plus joli, de plus harmonieux, de plus parfumé, de plus séduisant. Ils aiment quelquefois aussi ce qu'elle peut posséder de répugnant, de laid et les fétichistes de ce groupe n'auront de rapports sexuels qu'avec les femmes qui seront dotées de ces difformités ou de ces laideurs.

C'est ainsi que Beaudelaire n'aimait que des négresses, des naines, des géantes ; que Lydstone ne pouvait coïter qu'avec des femmes qui n'avaient qu'une jambe et que Descartes préférait les femmes qui louchaient aux plus belles créatures.

D'autres sont fétichistes de la claudication. Tel cet exemple relaté par Krafft-Ebing.

« X... vingt huit ans, issu d'une famille chargée, neurasthénique, a des tendances au suicide. Ingénieur polonais. Depuis l'âge de dix-sept ans, il n'est excité que par l'aspect des difformités féminines, particulièrement des femmes qui boitent et qui ont les jambes déformées. La femme normale n'a pour lui aucun charme, seule l'intéresse la femme boiteuse, avec des pieds-bots ou des pieds défectueux .Quand une femme est atteinte d'une semblable infirmité, elle exerce sur lui un puissant charme sensuel, qu'elle soit belle ou qu'elle soit laide.

Dans ses rêves de pollutions, il ne voit que des femmes boiteuses. De temps à autre, il ne peut pas résister à l'impulsion d'imiter une femme qui boite. Dans cet état il est pris d'un violent orgasme et il se produit chez lui une éjaculation, accompagnée de la plus vive sensation de volupté. Il ne pourrait se décider au mariage, à moins que sa future ne soit une boiteuse. »

Il arrive souvent que des hommes d'un haut savoir, d'une grande intelligence, d'un sens esthétique très développé et universellement reconnu, se complaisent à lier des amours charnels, à avoir des relations sexuelles, avec des filles de bas étage, triviales, ordurières et malpropres : filles d'auberge ou d'office, ribaudes des faubourgs, servantes de fermes, etc.

C'est que les filles grossièrement vêtues, à l'épiderme rude et couperosé, aux jupes empuanties des relents de toutes sortes et surtout de l'odeur de misère, sont préférées par une partie de ces dégénérés dont nous venons de parler et qui n'ont d'amour que pour la femme laide, difforme.

« En dehors des prostituées, disait un malade à von Krafft-Ebing, mes sens sont surtout excités par des filles de paysans, des servantes, des filles du peuple et, en général, par celles qui sont habillées grossièrement et pauvrement. Un fort coloris des joues, des lèvres épaisses, des formes robustes : voilà ce qui me plaît avant tout. Les dames et les demoiselles distinguées me sont absolument indifférentes ».

Les dégénérés homosexuels, que nous allons étudier longuement, devaient compter des féchitistes. Si leur amour est vicié quant au but, cela n'implique pas que la forme ne puisse, elle aussi, se trouver modifiée.

Mouchoirs, bottines, costume seront, pour l'amour homosexuel comme pour l'amour hétérosexuel, des fétiches recherchés avec obsession. Le fétiche, dans ce cas, appartiendra à un individu de même sexe que celui du fétichiste.

Voici deux exemples de fétichisme chez des dégénérés homosexuels. Le premier est un fétichisme du mouchoir. Il fut publié par Moll. Le second est l'histoire d'un fétichiste qui était obsédé par le fétichisme des bottes masculines. Il fut rapporté par P. Garnier.

Fétichisme du mouchoir :

« Un ouvrier était surtout excité sexuellement par des mouchoirs de beaux hommes. Sa plus grande volupté consistait à se masturber dans des mouchoirs d'hommes C'est pour cette raison, qu'il enlevait souvent des mouchoirs à ses amis. Pour éviter d'être soupçonné de vol, il laissait un de ses propres mouchoirs pour faire croire à un changement par inattention. »

Fétichisme de la chaussure :

En des scènes de pédérastie fictive, où il introduisait une bille de billard en son anus, Louis X... au moment de son éjaculation, croyait que des jeunes gens aux bottes vernies avaient avec lui des rapports de pédérastie et le masturbaient en même temps. Sur les promenades publiques, il prenait plaisir à regarder les les bottes brillantes des cavaliers. Il ressentait la plus vive satisfaction sensuelle à contempler les bottes vernies, exposées dans les maisons de cordonnier.

Dans la rue, au lieu de regarder d'abord la figure, il commençait par jeter les yeux sur les pieds. « La triple concordance, chez un jeune homme, de chaussures vernies, d'un costume élégant et d'un visage agréable, me ravissait, écrit-il, et provoquait l'érection. »

A l'effet de surexciter sa sensualité pervertie, il se mit à tracer, dans les vespasiennes, une inscription dont la phrase commençait invariablement ainsi : Je prête mes fesses aux beaux mâles qui ont des bottines vernies, et se terminait en répugnantes promesses. En écrivant ces divers mots, X... entrait en érection, les yeux attachés sur ses souliers vernis.

Il se décida à acheter une paire de bottes vernies. Ce fut comme une ivresse de possession. « Je les rapportai chez moi, écrit-il, avec un émoi énorme; le cœur me battait avec violence. Je m'enfermai dans ma chambre pour jouir à mon aise de mon acquisition. Je mis mes bottes par-dessus mon caleçon rose. Mon excitation génitale était à son comble. Le soir, en me couchant, je plaçai mes bottes sur ma table de nuit, bien exposées à la lumière de ma lampe. Je ne pouvais en détacher mes regards et mon enthousiasme sensuel me maintenait constamment en érection. »

Le contact de ces bottes lui procure aussi des sensations exquises. Le matin dans son lit, il les presse contre ses cuisses, tout en s'efforçant de modérer son ardeur, comme s'il avait peur de leur faire du mal. De ses relations avec ses bottes vernies, X... trace l'obscène tableau suivant : « Je mets mon caleçon rose et mes bottes. Je monte sur deux chaises, les jambes écartées et j'entrouve légèrement la porte de mon armoire à glace pour m'y voir par derrière glace à la réflexion de la glace de la cheminée. Tout en me masturbant, je tiens mes regards obstinément attachés sur mes fesses, sur mes cuisses et surtout sur mes bottes. A ce moment je voudrais pouvoir m'aimer moi-même, me livrer à des attouchements sur mon corps dont je vois l'image dans la glace. Mon but est de projeter le jet de sperme dans l'ouverture de l'une de mes bottes et, quand j'y parviens, c'est le paroxysme de la jouissance. »

Il fut arrêté dans le bois de Vincennes pour exhibitionnisme et mis en traitement dans une maison de santé.

Si nous nous sommes donné comme tâche de décrire un spécimen de chacun des fétichismes les plus souvent rencontrés, commentés, jugés, nous n'avons pas obéi à quelque vain désir de cataloguer. Notre but, comme nous l'avons souventes fois indiqué au cours de ce travail, fut tout autre. Nous nous efforçons d'expliquer. Si surprenant que paraissent aux personnes normales ces stigmates de dégénérescence mentale, ils ne sauraient pour cela échapper à l'analyse du psychiâtre et du psychologue.

Il nous faut donc expliquer le féchitisme, sa fréquence et la singularité des féti hes.

L'éveil sexuel se produisant au moment même où une impression visuelle, olfactive, tactile ou même auditive, frappe l'esprit prédisposé, telle est la raison du fétichisme. L'objet qui produit cette impression concomitante de l'éveil sexuel ou simplement d'une très forte sensation voluptueuse, cet objet devient un fétiche.

Donc, toujours le fétichisme a pour cause la contiguïté, dans le temps et dans l'espace, de deux impressions dont l'une est du domaine sexuel, la première de cette catégorie que d'ordinaire ressent le sujet. Dès que cette association d'impressions s'est formée, elle est assez étroite pour être indissoluble et nécessaire. Elles s'éveillent l'une l'autre, l'une ne peut être éveillée sans la présence de l'autre. De là vient l'obsession dont les fétichistes sont les jouets.

Dans l'exemple ci-dessous, dû à Zippe, un garçon boulanger devient fétichiste du mouchoir parce qu'au moment où s'éveillait puissamment en lui, un amour, un emportement sexuel pour une demoiselle rencontrée, il aperçut le mouchoir de cette personne et s'en vint à le désirer, faute de pouvoir obtenir mieux pour satisfaire son violent besoin de coït.

Un garçon boulanger, en voyant, au milieu de la foule, une belle jeune fille, se sentit sexuellement très excité. Il dut se frotter contre elle et éprouva le désir de se dédommager par une satisfaction plus complète de son désir sexuel en lui prenant son mouchoir. Il ne put résister à son impulsion.

A la suite de cet incident, aussitôt qu'il voyait une femme sympathique, il était saisi d'une excitation sexuelle violente, avec battement de cœur, érection, désir impétueux de coït : il éprouvait l'obsession de se frotter contre la personne en question et, faute de mieux, de lui voler son mouchoir. Ce vol avait

pour lui, autant de valeur que s'il avait eu des rapports sexuels avec
cette dame.

Il s'agit, en cet exemple de fétichisme du mouchoir,
d'une liaison, d'une association indissoluble d'impressions
entre une sensation visuelle et la jouissance sexuelle.

Toutes les sensations et, dans chacune des catégories
de sensations, les objets et les cortèges les plus variables,
les plus inattendus, peuvent former avec la volupté génitale une association si étroite que l'une ne pourra apparaître en le champ de la conscience, ou de la subconscience
sans aussitôt donner le jour à la seconde.

En cette observation de fétichisme de la chaussure,
l'impression concomitante, qui est première en date, est
du domaine visuel, elle fait place ensuite à une impression
tactile.

« Von P., de vieille noblesse polonaise, fut, à l'âge de dix-sept
ans, dit Krafft-Ebing, séduit par une institutrice française qui ne
lui permit pas d'accomplir le coït, de sorte que seule la masturbation mutuelle a pu avoir lieu. Au milieu de cette scène, son regard
tomba sur les bottines très élégantes de cette femme. *Cette vue lui
fit une profonde impression.* Les relations avec cette personne dis-
solue se continuèrent pendant quatre mois. Durant ces attouchements, les bottines de l'institutrice devenaient un fétiche pour le
malheureux jeune homme. Il commença à s'intéresser aux belles
bottines de dames. *Dès qu'il avait touché* les chaussures de son institutrice avec la verge, il éjaculait aussitôt avec une grande volupté,
telle était la force avec laquelle le dominait déjà le fétiche.

Avec les années son fétichisme a pris un tel empire sur lui, que
dans la rue, s'il aperçoit une dame d'un certain extérieur et chaussée
d'une certaine façon, il est si violemment excité qu'il est forcé de se
masturber. Une légère pression sur le pénis suffit à cet individu
neurasthénique pour provoquer l'éjaculation. *Des chaussures dans
un étalage et même la seule annonce d'un magasin de chaussures
suffisent* pour le mettre dans un état d'émotion violente.

Il se maria sur le conseil des médecins. La première nuit de son mariage, il ne toucha pas à sa femme. Quelques jours après, il acheta une paire de bottines de femme très élégantes et les cacha dans le lit nuptial. *En les touchant, il put, quelques jours plus tard, remplir ses devoirs conjugaux.*

En relatant un exemple de fétichisme du tablier, nous montrâmes succintement qu'un attribut du fétiche pouvait épouser du pouvoir fétichiste que possédait le fétiche. C'est ainsi que nous vîmes un fétichiste du tablier être excité par la couleur blanche. En l'observation qu'on vient de lire le lecteur n'aura pas été sans remarquer que la *seule annonce d'un magasin de chaussures* pouvait évoquer la volupté sexuelle.

L'odeur du cuir peut elle-même devenir fétiche chez un fétichiste du soulier. Tel est le cas rapporté par le professeur Moll de Berin.

Dès l'âge de 12 ans jusqu'à 16 ans, disait un malade au Dr Moll, je me figurais toujours pendant l'acte de la masturbation qu'on me forçait de porter des bottines de fille. La vue d'une bottine élégante au pied d'une jeune fille un tant soit peu belle, me grisait et je reniflais avec avidité l'odeur du cuir. Afin de pouvoir sentir du cuir pendant l'acte de la masturbation, je m'achetai des manchettes en cuir que je reniflai en me masturbant.

Enfin s'il suffit à un objet, pour devenir fétiche d'être aperçu au moment même ou le dégénéré s'éveille à la vie sexuelle ou ressent une impression génitale excessive, tellement forte qu'elle fait époque, on conçoit sans longue démonstration que cet objet puisse être d'une vulgarité qui ne manquerait pas d'engendrer le puffisme chez des gens normaux stupidement fiers de leur bonne santé morale.

C'est ainsi que Charcot et Magnan ont pu observer un

exemple de fétichisme du bonnet de nuit, exemple aujour-d'hui classique.

« L., a eu sa première érection à l'âge de 5 ans, en voyant un parent plus âgé qui couchait dans la même chambre, mettre son bonnet de nuit. Le même effet se produisit quand il vit un soir une vieille dame mettre son bonnet de nuit. Plus tard il lui suffisait, pour se mettre en érection, de la seule idée d'une tête de vieille femme laide, coiffée d'un bonnet de nuit. Le seul aspect d'une femme nue le laissait absolument froid, mais le contact d'un bonnet de nuit lui donnait une érection, parfois même une éjaculation. Pendant sa nuit de noce, il resta insensible jusqu'à ce que, dans son embarras, il se vit obligé d'évoquer le souvenir de la tête de vieille femme, laide, coiffée d'un bonnet de nuit. Le coït aussitôt réussit. (1)

Tant d'aberration vraiment étonne et déconcerte. Si l'on parvient à en comprendre la genèse, toutefois ne peut-on deviner devant quelles bornes le vice voudra s'arrêter pour ne plus si atrocement déformer cette si naturelle et si nécessaire fonction qu'est celle de l'amour.

Et peut-on se défendre d'un cri de pitié, d'une parole de commisération pour ces pauvres aberrés qu'aveuglent et qu'obsèdent d'irrésistibles penchants ?

---

(1) Charcot et Magnan. *Archives de Néurologie*, 1882, N° 12.

———

CHAPITRE V

Les Dégénérés érotiques, impuissants érotomanes et mystiques

Exagération tyrannique du besoin sexuel — Exaltation des centres instinctifs et spinaux — La nymphomanie, le satyriasis, le priapisme — Description du dégénéré érotique — Histoire des nymphomanes Camille et Sophie — Complications de l'érotisme — La mort peut survenir au cours des crises érotiques — Le désir des mâles étreintes — Pourquoi des dames d'un haut rang s'éprennent-elles de leurs valets — L'Américaine et Pranzini — Différenciation de l'hystérie avec la nymphomanie — Coexistence possible, chez le même dégénéré, de ces deux affections — Nymphomanie d'emblée, progressive, intermittente — L'onanisme signe précoce d'éroïsme — L'amour des vieillards pour les fillettes — Le satyriasis et les attentats aux mœurs — Extraits des Archives des Côtes-du-Nord — Attentats commis par des femmes sur des jeunes garçons — Les amoureux des vieilles dames — Luxure, crime, paresse et passion — Précocité de l'éveil sexuel chez les dégénérés érotiques — Comment l'imbécile et l'idiot obéissent à leurs besoins sexuels.

Causes occasionnelles de la folie érotique — La misère et l'opulence — Les lieux où s'hyperesthésient les sens des citadins — Les spectacles que se donne la haute société — Les scandales qu'on étouffe — La vie énervante des grandes villes — L'ardeur des femmes d'Orient — Les amours printaniers — Les mois aux viols — Le phimosis — Les prurits vulvaires — Effets de certains poisons — L'acide sulphydrique, la teinture de cantharides et l'alcool — Une farce du marquis de Sade — Terribles effets de la teinture de cantharides — Les philtres amoureux — Le priapisme — L'amour chez les tuberculeux — L'alcool rend plus forte l'impulsion génitale — L'alcoolisme et les attentats aux mœurs — La période menstruelle, la ménopause et les troubles érotiques — L'éducation des couvents, l'internat des lycées et l'éveil prématuré du besoin sexuel, — Déplorables conséquences de la continence. — La démonomanie au Moyen-Age — Les succubes et les incubes — Les orgies et le sabbat — Le diable d'Arras — Les spectacles érotico-religieux — Les messes noires.

L'impuissance et la frigidité — L'éjaculation *ante portam* — Inhibition des centres instinctifs — L'amour chez les neurasthéniques — La peur qu'ont certains dégénérés de rester en chemin — Un officier incapable d'accomplir le coït — L'absence de testicules — Les filles de marbre.

Erotomanie — Définition d'Esquirol — Un physiologiste optimiste — Epoques de la vie des dégénérés où apparaît l'érotomanie

La chasteté des érotomanes — L'amour des dégénérés érotomanes pour les princesses et les dames en renom — Amour platonique d'un tailleur pour une actrice de l'Opéra-Comique — Le besoin d'un idéal — L'amoureux d'une étoile — L'érotomane persécuteur — Parenté de l'érotomanie avec le masochisme — Connexion du sentiment religieux avec l'érotomanie — Les extatiques — Serge Mouret — Le langage amoureux des mystiques, de Marie Alacoque, de Sainte-Thérèse, de la mère Marie de l'Incarnation — Continence et incontinence.

Quand l'être se soumet sans emportement aux penchants divers qui suscitent les phases de son activité, un harmonieux développement de ses facultés l'amène à la paix, à la tranquilité bienfaisante. Mais lorsque tel besoin prend en l'organisme une place prépondérante, lorsque dans le domaine de l'esprit telle partie s'exalte, ombrageant tout le reste du territoire mental qu'elle pénètre peu à peu, un déséquilibre se produit, source de maux, de souffrance, d'angoisse ; les fonctions se vicient, la vie individuelle perd la beauté sereine de son développement normal.

L'instinct génital peut pathologiquement s'exagérer jusqu'à tenir le premier rang parmi les diverses manifestations de l'activité physique. Tout lui est alors soumis. Pensées, images, sont coordonnées, évoquées en vue de ce besoin tyrannique qui détient le premier rôle.

La vie psychique est en état d'hypéresthésie. La sphère sexuelle y est attractive et directrice. Elle commande toute association, tout jugement. Elle est un pôle qui rassemble pour lui tous les matériaux que fournissent la mémoire, l'imagination, l'intelligence.

Les centres instinctifs sont exaltés au point que l'intelligence n'intervient plus aucunement en le choix du représentant du sexe contraire. Le besoin sexuel ne cherche que sa satisfaction, il ne veut d'aucun joug. C'est pour la femme ce qu'on a appelé la *nymphomanie*.

Les centres spinaux qui commandent l'acte d'érection et d'éjaculation peuvent voir leur fonction exagérée au point dé ne plus attendre des centres supérieurs, l'ordre que d'ordinaire ils en attendent pour produire l'érection Le déséquilibré est alors dans un état de perpétuelle érection qui appelle le coït. Cet état pathologique est le *satyriaris* ou le *priapisme*, le satyriasis étant caractérisé par une prolongation anormale des érections, le priapisme, au contraire, par une trop grande fréquence d'excitations.

Mais qu'il s'agisse de nymphomanie, de priapisme ou de satyriasis, ce qui torture en chacune de ces maladies, le dégénéré qui en est atteint, c'est le continuel besoin d'accomplir l'acte sexuel.

Sans cesse le malade cherche à obéir à son instinct. Il est tenaillé par une pensée obsédante, celle de parvenir à apaiser son désir. Le feu, hélas, ne peut être éteint ni même diminué et il brûlera jusqu'à complète consomption le malheureux chez qui il est allumé.

La vue d'un homme transporte la nymphomane, la met hors d'elle-même, l'angoisse, fait palpiter son cœur, la serre à la gorge. Toujours ardemment désireuse de s'abandonner, elle quête les bras hospitaliers par force œillades, par des gestes lascifs, par des propositions éhontées et des invites obscènes.

L'exemple suivant tiré de la thèse de Legrain et rapporté par Laurent fera bien comprendre l'impétuosité d'une nymphomane.

A l'âge de seize ans, Camille devient égoïste, fière, prétend qu'elle n'est pas faite pour travailler, se révolte contre la situation de sa famille. Arrogante, grossière, irritable, elle se jette sur son père en ses moments de fureur. Placée dans une pension, à la campagne, elle y noue des relations avec une amie ; elle se livrent à des attouchements mutuels, fréquents. Elles se lisent des romans et s'écrivent des lettres passionnées.

Revenue chez sa mère, elle se livre à un sujet belge, déserteur, père de plusieurs enfants illégitimes, récemment condamné à **un an**

de prison et dont elle connaissait la situation équivoque. Elle tente
de s'empoisonner. Elle vole 500 francs à son père et s'enfuit avec
son amant. Elle devient grosse. Placée de nouveau à la campagne,
elle fait une nouvelle fugue, vend ses vêtements, ses cheveux et
prétend servir comme fille de brasserie. Placée en 1885 à la maison
des filles-mères elle accouche d'un enfant difforme et mort-né. En
1886, elle se fait renvoyer d'un établissement religieux de Versailles où on l'avait placée. Elle pratiquait des attouchements sur
ses compagnes. Elle échoue à Sainte Anne.

On trouve dans ses antécédents héréditaires, un bisaïeul joueur,
un autre débauché, un grand père ivrogne, un père alcoolique et
paresseux. La mère est nerveuse, un oncle s'est suicidé ; un cousin
est persécuté délirant ; deux frères sont morts de méningite.

Faut-il s'étonner qu'émanant d'une telle famille,
Camille soit une dégénérée ?

Tel est encore le cas de cette jeune fille érotique dont
Renaudin a raconté la maladive odyssée.

Menstruée avant l'âge de 15 ans, Sophie, fille d'une famille
honnête d'ouvriers, saisit la première occasion qui se présenta de
goûter un plaisir qui, suivant sa propre expression, dépassa, de
beaucoup ce qu'elle s'en était promis.

A partir de ce moment-là, le besoin devint plus énergique et ses
parents lui devinrent d'autant plus odieux que leur présence s'oppo-
sait à ce que ses rapports sexuels fussent aussi fréquents qu'elle
l'aurait désiré.

Aussi les quitta-t-elle furtivement pour venir s'installer dans une
autre ville voisine où elle put tout à son aise multiplier les relations
qui constituent dès lors le mobile de son existence.

La promiscuité avec plusieurs hommes la trouve constamment
insatiable, et elle raconte, elle-même, comment, dans la même
journée, elle passait successivement dans les bras de trois ou quatre
hommes, vis-à-vis desquels elle déployait une ardeur sans cesse
renaissante.

Au bout de quelques mois, elle alla à Lyon, où elle se livra aux
mêmes désordres avec un entrain d'autant plus marqué qu'elle

y avait, pour compagnes, deux jeunes parentes. Elle mena cette vie pendant plus de six ans (1).

Qu'il soit atteint de satyriasis, de priapisme ou de nymphomanie, le génésique présentera toujours le même habitus. Les regards sont lubriques, la bouche voluptueuse, les lèvres épaisses, les conversations sont toutes tissées sur le même thème et se rapportent aux actes charnels dont la seule préoccupation fascine le malade. L'incarnat des joues a disparu pour faire place à une inquiétante et cireuse pâleur. Les yeux sont caves, et une prunelle étrang ment ardente brille au fond de l'orbite. Les organes génitaux ont pris un développement énorme qui leur donne un aspect anormal. Ils peuvent aussi s'être atrophiés.

Tel était l'aspect de Mlle H... qu'observa M. Magnan.

Mlle H., a des antécédents héréditaires et familiaux très chargés au point du vue mental. Dès sa puberté, elle éprouve une grande satisfaction à se trouver près d'un homme. Elle a souvent pensé au mariage, mais sa amille l'en a dissuadée à cause d'un bec de lièvre qu'elle possède. Ses désirs sexuels deviennent plus impérieux à mesure qu'elle avance en âge, et, à vingt-cinq ans, elle se laisse aller, de temps à autre, à des pratiques solitaires.

Un peu plus tard l'excitation génésique augmente, et il lui suffit de voir un homme, jeune ou vieux, beau ou laid, élégant ou mal vêtu, peu importe, pour être prise d'un violent orgasme génital ; elle court aussitôt s'enfermer dans sa chambre, tire les rideaux de la fenêtre, et se tient blottie dans un coin, anxieuse, haletante, redoutant d'entendre le pas ou la voix d'un homme, qui suffiraient à augmenter son malaise.

Elle ne dort pas la nuit, l'appétit est presque nul, elle devient insupportable et même dangereuse pour son entourage. Sur les conseils d'une matrone elle essaye d'une cure *ab homine*, et elle s'est livrée pendant un an à un individu pour qui elle n'avait aucune affection, mais dont elle recherchait les approches comme une

---

(1) RENAUDIN. *Archives cliniques* 1862

médication utile. Ce mode de traitement n'a pas eu de meilleur effet que l'onanisme, l'appétit sexuel est demeuré insatiable ; la vue de l'homme la mettait dans un état d'agitation extrême et finalement on a dû la faire entrer à Sainte-Anne.   »

L'érotisme peut être si intense, qu'il consume de sa flamme le pauvre corps dont il s'est emparé. C'est ainsi que la nymphomanie terrassa en peu de temps le corps d'une fille de trente ans, de conduite à l'abri de tout reproche et qui fut subitement prise, un jour, d'un accès de nymphomanie.

Louyer-Villermay raconte ainsi la crise et la mort de cette malheureuse : « elle tient les propos les plus lascifs, les plus obscènes, se jette sur le gardien qu'on a mis près d'elle, l'engageant en termes ardents à satisfaire ses désirs ; elle se jette sur le prêtre qui la vient visiter et le prie d'assouvir ses sens. On lui lie les mains, on la plonge dans un bain, le traitement lui procure une nuit calme. Mais le lendemain matin il lui survient tout à coup un désir effréné et furieux des plaisirs vénériens. Elle quitte sa che-mise et se jette à bas de son lit, descend les escaliers, se précipite dans les bras d'un ouvrier qu'elle rencontre, lui demandant de la satisfaire. On la lie à nouveau. Pen-dant neuf heures, elle délire, puis survient une prostration complète, le pouls devient misérable et la malade expire au milieu d'une sueur froide.

Bayard en son traité de l'utéromanie a rapporté aussi un exemple de folie érotique avec mort s'en suivant rapi-dement.

Une jeune fille de 20 ans, était depuis plusieurs années, domes-tique chez une dame et menait la conduite la plus régulière.

Un des fils de cette dame vint demeurer chez sa mère ; la jeune domestique s'éprit d'amour pour lui, mais honteuse de sa folle passion, elle faisait tous ses efforts pour la dissimuler.

Un jour sa maîtresse ne la voit pas descendre à l'heure accoutumée. Elle enfonce la porte de sa chambre, qui était fermée, et on la trouve plongée dans un état comateux. Les soins qu'on lui prodigue en la faisant sortir de cet assoupissement, donnent lieu au délire, pour lequel on l'amène à l'hôpital de la Charité.

Elle profère les mots les plus obscènes, se livre à tous les gestes les plus dégoûtants, elle appelle à grands cris son amant, ou provoque les assistants. Pendant un moment de calme, elle s'élance de son lit, se jette à terre, et là, toute nue, s'abandonne aux actions les plus révoltantes.

Les saignées, la glace sur la tête ne produisent aucune amélioration. Les forces diminuent et la malade conserve un mouvement automatique de tout le corps que l'on ne peut réprimer. Par le frottement des cuisses ou les seules oscillations du bassin, elle se procure les jouissances les plus vives que traduisent les expressions de sa figure.

Cet état singulier persiste pendant deux jours. La malade meurt et l'autopsie ne montre rien de satisfaisant (1).

Il en est sur tous les chemins de ces natures impétueuses, ardentes et qu'aucune étreinte ne sait rassasier. Elles peuvent être lasses mais non satisfaites : *Lassa sed non satiata*, disait-on de Messaline.

L'Histoire fourmille de leurs désordres, est rougie du sang de leurs ruts sauvages. A tous les âges de vie intense, les villes, avec leurs promiscuités et leurs excitants de toutes sortes, ont regorgé de ces messalines qui firent la joie des débauchés et l'effroi des moralistes. Elles furent de leur époque, elles ne méritent point le fouet des satiriques. Natures faibles qui furent aisément ébranlées, influencées par les milieux sociaux où elles naquirent et vécurent, elles sont dignes d'être plaintes non pas d'être vilipendées ou salies.

Les faits divers dont sont tant friands les journaux,

---

(1) BAYARD. *L'étéromanie*. Paris 1836.

regorgent de ces aventures scandaleuses qui alimentent les potins pour toute une saison. Si l'on ne se contentait à leur endroit d'un jugement sommaire ou de propos malicieux, bien sûr qu'on trouverait la cause de ces élans ou de ces fugues insolites en les antécédents de ceux qui fatalement s'y livrent.

D'ordinaire, les femmes en crise d'hyperesthésie génitale se donnent à des corps vigoureux qu'elles croient capables de leur procurer de grandes ivresses, et partant d'apaiser leurs désirs impétueux. Souvent elles se trompent, car le grand volume d'une masse musculaire ne fut jamais l'indice certain d'une vigueur d'amour.

C'est le désir de mâles étreintes qui pousse de nombreuses jeunes filles de la bourgeoisie et de la noblesse à se laisser « enlever » par leurs domestiques rustauds mais vigoureux et qui incite les courtisanes à rechercher les faveurs des blêmes voyous qui se font une renommée intéressée d'amoureuse brutalité.

Ne vît-on pas une authentique baronne du faubourg Saint-Germain s'éprendre d'un cocher d'omnibus et se compromettre avec lui ? On se rappelle qu'une américaine se jeta dans les bras de Pranzini, séduite par la musculature de cet homme. Les faits abondent. C'est l'histoire secrète des scandales quotidiens.

Il est une appellation qu'on s'empresse de jeter dédaigneusement à celles dont la rumeur publique colporte les exploits érotiques. On dit d'elles que ce sont des hystériques. Sans doute c'est là un premier pas qu'on fait vers la vérité, car en les regardant comme des malades on semble implicitement admettre que ces malheureuses sont plus à plaindre qu'à punir.

Cette appellation constitue cependant une erreur. Ces femmes qui se livrent à des débordements érotiques ne sont pas forcément des hystériques. L'hystérie et la folie érotique sont deux choses d'une valeur scientifique essentiellement différente. La première est une névrose générale, au même titre que l'épilepsie, et la seconde ne cohabite que rarement avec elle. Quand cette coexistence est réalisée, la nymphomanie apparaît nettement comme une unité morbide et ne peut être regardée comme faisant partie du cortège symptomatique de l'hystérie. .

Voici un exemple de la présence simultanée, chez une malade, de l'hystérie et de la nymphomanie.

Une dame, *hystérique*, rapporte M. Magnan (1885), mariée depuis une dizaine d'années, vivant en bonne harmonie avec son mari, s'éprend d'un violent amour, que rien ne justifie, pour un charretier que le commerce du mari avait attiré à la maison. Elle pense à cet homme nuit et jour ; dès qu'elle entend le bruit d'une charrette, elle s'empresse de courir à la fenêtre ; d'autres fois elle stationne dans la rue ; elle va chez cet individu qui, d'abord, réservé, finit par céder à ses instances.

Elle reconnaît que sous tous les rapports son mari est supérieur à son amant mais, sans pouvoir l'expliquer, elle ne pense qu'à son charretier. Elle tente deux fois de se suicider. Elle déclare à son mari qu'il n'y a qu'un remède à ce mal et le supplie d'envoyer chercher le charretier. Le mari perplexe, un peu faible, finit par céder à ce désir...

Mais la présence de l'homme n'amenant pas le calme, on se décide à demander conseil au médecin.

La maladie érotique s'empare souvent du sujet avec une soudaineté brutale. La femme s'éprend alors du premier homme qu'elle aperçoit et fait tout pour l'amener à ses fins, à l'acte sexuel. C'est le coup de foudre, tel que poétiquement on le décrit et tel qu'il nous le faut regarder avec un œil de médecin à qui les fleurs de la poésie ne sauraient cacher la réalité pathologique.

Le Dr Andriani rapporte que

Mme R., de bonne éducation, très prude, aimant jalousement

ses enfants, très impressionnable, s'éprend d'amour pour un menuisier qui vient travailler à la maison. Elle ne goûte plus dès lors de
repos. Elle danse avec lui, l'enlace étroitement, se maquille pour
lui plaire, lui donne de l'argent. Elle prononce des paroles grossières, obscènes. Elle quitte la maison et se réfugie chez le menuisier,
abandonnant l'enfant qu'elle allaitait alors.

Le déséquilibre n'apparaît pas toujours avec un début
aussi brusque. Souvent l'enfance laisse voir des appétits
génésiques précoces, des penchants qui laissent deviner à
quelle fougue insatiable l'âge mûr se trouvera livré.

En ces cas de marche lente et progressive dans la naissance et dans le développement de la nymphomanie, du
déséquilibre érotique, les désordres sont moins apparents,
forment un relief moins saillant par rapport à la vie quotidienne, le terrain mental est moins ébranlé par la voie de
l'hérédité, moins prédisposé. Par contre la maladie ne
connaîtra pas de phases de rémission.

Voici un exemple de cette nymphomanie progressive. Il
s'agit d'un cas banal et sans excentricité notoire, comme la
vie quotidienne nous en fournit par légions.

Mme F., 47 ans. Un oncle maternel atteint d'aliénation mentale ; le père fit des excès vénériens. Dès son enfance la malade fut
nerveuse, excentrique, romanesque, et manifesta un penchant
sexuel excessif. Elle s'adonna, dès l'âge de 10 ans, aux jouissances
sexuelles. Elle se maria à 19 ans. Elle faisait assez bon ménage avec
le mari. L'époux bien que suffisamment doué, ne lui suffisait pas,
elle eut toujours quelques amants en dehors de son mari. Elle avait
pleine conscience de la honte de ce genre de vie, mais elle sentait
sa volonté défaillir en présence du penchant insatiable qu'elle cherchait du moins à dissimuler (1). ».

En l'observation suivante, recueillie par Magnan et
publiée par Saury, une jeune fille du peuple ne présenta

______

(1) KRAFFT-EBING. *Psychopathia Sexualis.*

pas, en le cours de sa jeunesse, d'excès érotiques aussi marqués que ceux que nous avons relatés plus haut. Toutefois rencontre-t-on chez elle tant de stigmates de dégénérescence que nous l'avons voulu citer ici.

C.., Clotilde, journalière, âgée de 30 ans. Elle a eu dix frères dont neuf sont morts de convulsions. Le survivant urina au lit jusqu'à l'âge de dix sept ans.

Elle fut, de bonne heure, menteuse, voleuse, onaniste. Elle urina au lit jusqu'à 16 ans. Elle fut atteinte de somnanbulisme. Elle se met à faire des mouvements qu'elle ne peut arrêter. Elle reste debout sans parvenir à s'asseoir. Elle est atteinte de coprolalie. Elle craint d'être enterrée vivante et demande qu'on fasse son autopsie ou qu'on plonge un couteau dans son cœur dès qu'on la croira morte.

Elle continue à s'onaniser jusqu'à dix-huit ans. Elle voulut résister à ce penchant, mais ce fut en vain. « Ce besoin était trop impérieux » avoue-t-elle. Elle a parfois de violents désirs de copulation. Le sujet lui importe peu. C'est ainsi qu'elle s'abandonna à deux individus qu'elle n'aimait pas. A vingt ans elle eut des vertiges, elle perdit plusieurs fois connaissance et accusa des insomnies fréquentes.

L'onanisme est souvent le signe précoce d'une folie érotique qui tôt ou tard se fera jour. Les dégénérés s'onanisent quelquefois jusqu'à un âge avancé. D'aucuns ont eu recours toute leur vie à ces manœuvres solitaires. Mais le plus souvent l'onanisme ne peut bientôt plus calmer leurs sens. Leur appétit demande de plus fortes voluptés. Tel est le cas de cette personne dont Belmer a rapporté l'histoire.

Une jeune personne appartenant à une famille honorable éprouva et sut d'abord comprimer ses désirs voluptueux, puis elle les satisfit par l'onanisme Des conversations d'une grande liberté décelèrent ensuite des dispositions qu'un reste de pudeur tenait encore cachées, et enfin des gestes provocateurs et des discours lascifs amenèrent des accès de désordre, la fuite d la maison paternelle et l'inscription sur les registres de la préfecture de police. Descendue au rang des prostituées elle parvenait à peine à tempérer les feux de sa dévorante lubricité (1).

La folie érotique peut n'être que passagère, elle peut présenter des rémissions pendant lesquelles le dégénéré se conduira comme un individu normal et pourra même ne conserver aucun souvenir de ses crises. C'était le cas de ce cultivateur, dont parle Krafft-Ebing, qui, âgé de trente-cinq ans et jouissant de l'estime générale, avait des excitations génitales qui devenaient de plus en plus fréquentes. Il forçait sa femme à s'offrir à l'assouvissement de ses desseins jusqu'à quinze fois en vingt-quatre heures. Il s'adonna à l'alcool. Il eut des accès de colère dans lesquels il forçait ses filles à le suivre dans son lit. En dehors des crises, le malade ne se souvenait aucunement de ses actes lubriques.

Quand le désir sexuel atteint une telle acuité, le dégénéré peut porter son amour sur des individus dont l'âge ne mérite pas qu'on brûle devant eux tant d'encens. Ainsi l'on voit des dames vieilles et laides s'enflammer pour de jeunes garçons. C'est à cette forme de la déséquilibration érotique que fut primitivement appliqué le terme nymphomanie.

L'amour des vieillards pour les petites filles a souvent aussi quelque écho devant les tribunaux. Alors que les sens sont émoussés, les désirs peuvent renaître chez les vieillards et devenir bientôt obsédants, vu l'altération du terrain dont l'âge est la cause (dégénérescence acquise) et l'impossibilité où se trouve le dégénéré de se livrer encore au coït. Les désirs, ne pouvant trouver leur satisfaction,

____

(1) BELMER. *La Nymphomanie*, 1818.

s'accumulent, en effet, et s'emparent à tel point de l'esprit du vieillard que la volonté se trouve annihilée et que les attentats sont commis.

De ces attentats les archives criminelles sont remplies. En voici quelques-uns dont le récit est emprunté aux archives des Côtes-du Nord.

Le 25 mai 1701 la petite fillette Rouault, âgée d'entre sept à huit ans, s'en allait aux champs conduire ses vaches. Elle rencontre le nommé Pierre Guyomard qui la mène dans un lieu écarté et tente d'assouvir sa passion sur elle.

Il la fit descendre dans un creux du fossé, où estant il la fit retrousser, il lui écorcha sa nature avec les doigts et lui fourra ensuite sa nature dans la bouche, après quoi il lui éjacula aux yeux et lui fit lécher sa nature, nonobstant les cris qu'elle faisait ».

Le misérable fut pendu (1.)

La fille le Goff, âgée de 28 ans, revenait d'une noce au bourg de Plougouven, au mois de novembre 1789, entre cinq et six heures du soir, lorsqu'elle fut soudainement attaquée par Prigent qui, malgré sa résistance, lui arracha ses vêtements, la terrassa et « la déchira avec fureur dans les parties que la pudeur ne permet pas de nommer ». Les lésions furent épouvantables ainsi que le rapport des chirurgiens jurés en témoigne.

« Nous avons vu et fait voir, disent-ils, à MM. les juges et notables les parties supérieures internes des cuisses enflammées, la face interne des grandes lèvres en suppuration, dans toute leur étendue, le périnée, la paroi postérieure du vagin jusqu'au col de l'utérus, l'anus, la partie inférieure du rectum déchirés, mutilés avec escares, dont nous avons été obligés d'emporter, selon les règles de l'art, une partie des dites escares, avec les instruments tranchants. En outre, nous avons observé au clitoris qui était très long et aux petites lèvres, des excoriations en suppuration, d'après cet examen, nous jugeons que le grand délabrement des parties génitales, écorchures et contusions sus-mentionnées n'ont pu être faites que par des violences très extraordinaires ».

---

(1) *Archives des Côtes-du-Nord.* B. 593.

Si nous avons fait cet emprunt à ces archives, c'est parce qu'aux dires de Corre et d'Aubry (1), qui les ont fouillées, elles sont, avec celle du Finistère, excessivement riches en attentats de cette nature. D'ailleurs les assises de ces départements sont, aujourd'hui encore, très chargées d'affaires de mœurs.

Il semble plus rare qu'on parle d'attentats commis par des femmes sur de jeunes garçons. La raison principale réside certainement en ce fait que ces attentats ne laissent pas de vestiges comme ceux que les vieillards commettent sur des fillettes.

Nous en avons cependant trouvé quelques-uns relatés en les *Annales de Médecine légale.*

« En 1845, une femme âgée de 18 ans fut accusée de s'être rendue coupable d'attentat à la pudeur avec violence sur un jeune garçon de 15 ans. Déclarée coupable, elle fut condamnée à 10 ans de réclusion.

En 1842, une autre jeune femme de 18 ans, atteinte d'un rétrécissement considérable du vagin, qui empêchait toute copulation avec des adultes, fut également accusée d'avoir violé deux garçons, l'un de 11 ans, l'autre de 13 ans et de leur avoir communiqué la syphilis. Reconnue coupable par le jury de la Seine, elle fut condamnée à 15 ans de travaux forcés.

Elle attirait dans les champs les jeunes garçons, et, après les avoir excités par des attouchements, elle se plaçait sur eux jusqu'à leur épuisement. Nous avions constaté sur cette jeune fille, dit le rapporteur (2), un rétrécissement très notable du vagin, résultant de l'abaissement et du resserrement de l'arcade du pubis. Ce vice de conformation ne lui permettait pas d'avoir des rapports sexuels complets avec des hommes. Elle était atteinte d'une maladie syphilitique qu'elle avait communiquée aux jeunes garçons ».

---

(1) CORRE et AUBRY. *Documents de criminologie rétrospective.*
(2) *Annales d'hygiène et de médecine légale*, 1847.

Les vieillards dégénérés, dont l'érotisme a fait sa proie, dépensent tout leur or pour sacrifier à leurs penchants. Ceux-là en outre qu'ils se pourront payer ce que leur amour désire, ne se jetteront pas, comme les affamés campagnards qui guettent derrière une haie la fillette qui passera d'aventure, à leur portée, sur ce que hasard pourra mettre sur leur route. De viles proxénètes leur vendront des fruits verts ou des corps alléchants qui ne reculeront pas, pour un peu d'or, devant les plus obscènes services. Et de leurs passions nul ne causera.

Aussi pourquoi ne pas plaindre ceux-là qui sont criminels parce qu'ils sont pauvres ?

Un tas de paresseux, de snobs, toute une pègre de tavernes, de music-halls, de casinos, et de salons, exploitent les passions des vieilles dames vers qui les yeux d'aucun amoureux ne se tournent plus et qui voudraient tant encore apaiser la soif d'amour dont ells souffrent.

C'est à prix d'or que ces érotiques séniles attirent à elles les jeunes gens qui sont en quête d'une vie facile et parasite. Cette jeunesse crapuleuse abonde de bandits, de criminels, et des scandales éclatent souvent, d'où l'assassinat n'est pas absent, et qui n'ont pour causes que l'érotisme des unes et la paresse des autres.

Belmer, dans son traité de la nymphomanie, raconte qu'une dame âgée de 65 ans, était possédée de la plus dégoûtante fureur utérine. Sage et modeste jusqu'à l'âge de 65 ans, elle devint tout à coup d'une horrible impudicité. L'offre de sa fortune était l'un des moyens de séduction les moins ridicules qu'elle employait. Les plus obscènes pratiques lui étaient familières pour apaiser la férocité de ses besoins (1).

---

(1) Belmer. *La nymphomanie*, 1818.

Combien de dames aussi érotiques que celle-ci ne courent elles pas les rues ?

La folie érotique peut se manifester dès l'âge le plus tendre. Tel est le déséquilibre dont hérite l'esprit de certains dégénérés que l'âge de la puberté n'est pas toujours atteint lorsqu'apparaissent les obsessions qui poussent les malades à l'acte sexuel, à la recherche de la volupté génitale.

Je me souviens d'une jeune fille, dit Lombroso, qui tombait en excitation érotique dès qu'elle voyait un homme replier les jambes l'une sur l'autre.

Esquirol rapporte le cas d'une petite fille de quatre ans qui voulait blesser perfidement sa mère parce qu'elle l'empêchait de se livrer aux petits garçons.

« Jeanne Laurent, dit Lombroso, essayait à dix ans de faire ce qu'elle avait vu accomplir par son père et sa mère (c'était son expression) ; elle se donna pour un couteau à un petit garçon de 12 ans qui fit des tentatives de coït sur l'ombilic et qu'elle chassa, pour ce motif, en se moquant de son ignorance. Peu après elle essaya de faire pratiquer des rapports devant elle par un frère et une sœur les aidant de la parole et des mains. A 15 ans, elle est conduite par ses compagnes chez un souteneur et déflorée ».

Chez les dégénérés dont la dégradation est excessive et ne laisse à l'intelligence qu'un champ très étroit, le besoin sexuel a souvent la forme d'un accès érotique, quand il cherche sa satisfaction. Cet érotisme n'est qu'apparent, il n'y a en somme qu'un acte réflexe que rien ne peut arrêter puisque l'imbécile ou l'idiot n'ont guère de centres psychiques. L'instinct parle et aussitôt il veut être obéi.

Ceux qu'on nomme des satyres et dont on raconte les exploits ne sont souvent que des dégénérés atteints d'imbécilité ou d'idiotie. Voici l'exemple d'un viol que commit un satyre imbécile.

Julie C..., Julie R..., Mélanie S..., accusent isolément Raud de les avoir accostées, de s'être découvert devant elles, de les avoir découvertes elles-mêmes, et de leur avoir porté la main aux parties sexuelles. Il les a, une autre fois, poursuivies, accostées, il les a renversées par terre, les a découvertes, s'est découvert lui-même, s'est couché sur elles et a cherché à introduire son membre viril dans leurs parties sexuelles.

Raud a 60 ans, la face plate, la tête grosse, les oreilles grandes et mal implantées, le regard hébété, le dos voûté. Son appareil génital très développé, présente des preuves évidentes que Raud s'est largement livré à l'onanisme. Il a enfin un vice de conformation qui a reçu le nom d'hypospadias (le méat étant au niveau du collet).

La faiblesse de son caractère, de son intelligence, le fait regarder comme un imbécile par le médecin aliéniste, V. Combes. Voici d'ailleurs les excuses auxquelles Raud eut recours : « Je conviens du fait : cette fille (Anne P...) me poursuivait, elle était folle de moi, c'est elle qui a voulu, elle venait me chercher. Je conviens que je me couchais sur elle mais je ne lui faisais pas grand'chose ; elle me demandait cela pour l'amuser. Je conviens de lui avoir passé deux ou trois fois les mains sur les cuisses, mais elle le voulait et venait me chercher ». (1)

La cause initiale de la nymphomanie ou du satyriasis c'est la dégénérescence, l'altération du terrain mental. Des causes secondes peuvent éveiller chez un prédisposé l'obsession érotique. C'est l'examen de ces causes occasionnelles que nous allons brièvement faire.

La misère et l'opulence, ces deux conditions sociales extrêmes, qui souvent se coudoient, sont parmi les plus importantes des causes physiques générales.

La misère qui fait s'entasser dans une même pièce les parents et leurs nombreux enfants, qui rend ceux-ci témoins des ébats amoureux et des mauvais propos de ceux-là, qui rend les foyers souvent vides de leur gardiens. La misère qui anémie le corps et laisse dans une promiscuité dangereuse, au sein d'une atmosphère viciée, les

---

(1) Combes. *Annales médico-psychologiques*, 1886.

frères et les sœurs d'une éducation sexuelle déjà complète.

Les ateliers où les grandes filles en blouse, à peine vêtues, sont en but aux taquineries continuelles des compagnes de labeur et des compagnons sans retenue. Les réjouissances populaires où, sans voile ni pudeur, les foules se livrent échevelées, au tournoiement de leur rut brutal. Les cabarets où la famille entière se rend pour s'enivrer et, dans un débraillement obscène, regagner ensuite le taudis afin de s'y coucher en tas. Tout cela aiguillonne les sens trop tôt, ébranle les corps chétifs d'une telle façon que toujours les appétits sexuels demeureront insatiables.

L'opulence, cette mère de l'oisiveté, en ne dirigeant les corps et les cerveaux que vers les frivolités de la vie mondaine, enléve aux jeunes activités tout ce qui pourrait les empêcher de se donner aux délassements de la luxure.

La fréquentation assidue des spectacles où tout est mis en œuvre pour caresser les sens et pour aiguillonner des désirs que déjà une digestion paisible a fait naître ; les bals où, dans les tourbillons des valses, les demoiselles et les dames, quasi nues jusqu'à la ceinture, couvertes de fleurs et de parfums, mettent d'elles-mêmes leurs épaules sous les lèvres des cavaliers qui les enlacent et les grisent ; les plaisirs commodes enfin et les mauvais conseils du nonchaloir, tout cela incite fortement les dames avides de sensations neuves et fortes, les demoiselles curieuses et perverses, les hommes avides de noce étourdissante, à se ruer vers l'amour avec une fougue forcenée.

Dans tous les grands centres on voit, en outre des théâtres et des music-halls où se trouve le plus excitant des exhibitionnismes, des établissements où se déversent le trop plein de tant d'inassouvis, où les crapuleries et le dévergondage ont pour auteurs ce que les deux sexes comptent de représentants titrés, blasonnés, loués pour leur moralité et leur sévérité.

Des spectacles y sont donnés, lascifs à l'excès, où les
phases les plus naturelles de l'acte sexuel sont représentées
devant un public venu là pour y quérir un éréthisme qui
l'amène bientôt à l'abandon de toute réserve. Il faut être
dégénéré pour s'adonner à tant de luxure, mais il faut
avoir son équilibre mental joliment stable pour que ne
l'ébranlent pas des faits analogues à celui dont notre con-
frère C. C. fut témoin à Venise et qu'il raconte en son étude
magistrale sur la flagellation.

Un groupe d'une dizaine de jeunes filles, aux magnifiques chevelures blondes, aux minois adorables, magnifiquement travesties
en bayadères, firent leur entrée sur la scène avec un balancement
de hanches et de gracieuses inclinaisons de leur corps que l'on
devinait souples et voluptueux, sous les amples plis des soies et des
satins. Les corsages avaient des manches d'une ampleur extraordinaire qui permettaient à chaque mouvement des jeunes filles,
quand elles levaient leurs tambourins et les secouaient au-dessus
de leurs têtes, d'admirer des bras potelés et d'un galbe exquis.
Elles se rangèrent sur la gauche de la scène.

Alors un nouveau groupe de jeunes filles, tout aussi nombreux,
apparut. Elles avaient toutes d'aussi beaux cheveux que les premières, mais noirs comme du jais. Leurs visages étaient hâlés
comme celui des Andalouses, et, sur leurs joues, un rouge sombre,
donnait encore plus d'éclat à leurs yeux dont les prunelles
brillaient. Il y avait dans leur costume un peu de tout, de la reine
de Saba et de la Messaline, de la Cléopâtre et de la Pâllas-Athénée.
Elles allèrent se poster sur la droite de la scène.

Alors, une troisième fois, dix jeunes filles s'amenèrent. Elles
étaient rousses comme des blés mûrs, de ce roux doré et chatoyant
qui, encadrant un visage, accentue la pâleur d'une peau déjà dia-
phane.

Elles étaient travesties en Dianes chasseresses, armées de l'arc
et portant, sur leur chevelure d'or, un magnifique croissant
d'argent incrusté de pierreries. Leur costume faisait ressortir l'élégance de leurs formes, la parfaite harmonie dans l'ondulation des

hanches et des reins et les délicieuses rotondités d'un corps fait, dans son entier, au moule.

Une danse bizarre commença, à laquelle prenaient part alternativement les jeunes filles de chaque groupe. La musique d'abord lente s'anima peu à peu, devint échevelée jusqu'à ce que les danseuses entraînées dans un tourbillon éblouissant, s'effondrèrent dans les massifs de verdure, harassées, exténuées.

A ce moment un groupe nombreux fit irruption sur la scène. Ce pouvaient être de 25 à 30 jeunes gens, très richement vêtus de costumes vénitiens de l'époque des doges et portant tous sur le visage un masque de velours noir, garni de dentelles blanches.

Ils s'arrêtèrent comme en extase devant les jeunes filles lascivement étendues à terre. Un d'eux s'écria à haute voix : « Messeigneurs, nous sommes venus pour nous baigner dans le lac enchanté du bois. Tudieu, puisque le ciel nous envoie des Nymphes, nous ne nous baignerons pas seuls. Apprêtons-nous pour le bain ».

Il ne fallut que quelques minutes aux acteurs de cette scène, pour se dépouiller de tous leurs vêtements et pour se trouver en costume d'Adam devant le public où commençait à se manifester, surtout parmi les dames, une certaine émotion mal contenue. A mes côtés, une mystérieuse masquée haletait et donnait des signes évidents d'excitation nerveuse.

Une fois prêt à aller au bain, chacun des acteurs se mit à poursuivre, à travers la vaste scène et les massifs de verdure, celle d'entre les jeunes filles sur laquelle il avait jeté son dévolu.

A un moment donné, chaque jeune fille sortit d'un arbuste une longue verge de noisetier et se mit à se défendre avec, la faisant claquer sur la peau nue de son persécuteur qui s'éloignait de quelques pas pour la rejoindre de nouveau. Puis les jeunes baigneurs arrachèrent à celles qu'ils poursuivaient une partie de leurs vêtements une manche, un revers de la jaquette, un lé du pantalon, qui ne tenaient qu'à un fil, et l'on vit apparaître tour à tour, des bras, des jambes, des seins, des torses, des derrières, des dos blancs, grassouillets, appétissants, et excitants au possible, jusqu'à ce que finalement les jeunes filles qui, elles, n'étaient pas masquées, se trouvèrent dans le même état que Vénus naissant des flots.

Soudain la scène se trouva transformée en un parc d'une mousse moëlleuse sur laquelle les couples enlacés se laissèrent tomber. Et tandis que la salle haletante, surexcitée au dernier degré par un spectacle bien fait pour tendre à l'extrême tous les nerfs du corps humain, se levait, une orgie indescriptible se déroulait sur la scène avec tous les détails de la plus lascive dépravation (1).

De temps à autre, les journaux annoncent avec des réticences et des sous-entendus, qui en disent davantage que de longues descriptions, qu'on vient de découvrir des faits scandaleux où de hautes et graves personnalités seront compromises. Et la plèbe d'être de suite toute à la joie, à la pensée qu'elle se va repaître du spectacle qu'est toujours une affaire sensationnelle. Mais la presse cesse tout à coup de parler de la découverte, d'autres faits accaparent l'attention du public et personne ne songe bientôt plus au scandale qui pourtant exista mais que de hautes influences ont su étouffer.

La haute société, la plus intègre d'allure, celle dont on parle peu de réfreindre l'alcoolisme ou les vices, est toujours la grande compromise. Une affaire d'Outre-Rhin, dont parle l'auteur déjà cité, en témoigne.

En 1886, un scandale éclata à Charllottenbourg où une société mondaine, qui avait pour titre : *La Bonhommie*, rassemblait pour des ébats lubriques la meilleure société berlinoise, hommes et femmes. Au cours de la danse qui commençait la soirée avec grand apparat, les danseuses et leurs cavaliers se devêtissaient complètement en attendant le coït général qui régulièrement clôturait ces séances. On jouait aussi à la main chaude ; on ne frappait pas sur une main, mais sur des fesses mises à nu.

Hérodote disait que les Egyptiennes étaient ardentes comme des boucs. Les climats chauds ont en effet, l'avantage de former des tempéraments plus ardents. Les climats

---

(1) C. C. *Etude sur la Flagellation*, Paris 1899.

froids, au contraire, ne connaissent que des ardeurs beaucoup moins fièvreuses. « Il faut écorcher un Russe, pour lui arracher un signe de sensibilité ».

Au printemps, la sève paraît monter en les corps comme elle monte en les tiges, et les mois d'Avril, de Mai, de Juin, sont appelés les mois aux viols. La statistique criminelle a à enregistrer beaucoup plus de manifestations coupables de l'instinct génital pendant ces mois que durant le reste de l'année.

Les repas copieux excitent beaucoup le sens génésique. Le besoin de coïter se fait toujours sentir pendant la digestion d'un repas où les mets nombreux et épicés furent arrosés de vins fins et de liqueurs fortes.

Des malformations physiques ou stigmates de dégénérescence peuvent faciliter l'éveil des penchants érotiques. C'est ainsi que le phimosis qui occasionne tant de balanites fait naître des démangeaisons autour du méat urinaire. Celles-ci incitent à la masturbation. Ainsi naît souvent chez l'enfant l'onanisme qui lui fera connaître trop tôt la volupté.

La masturbation, disait Esquirol, en exaltant la sensibilité du système nerveux, prédispose au délire érotique.

Les prurits vulvaires, les cancers du col de l'utérus donnent des désirs érotiques impétueux. Téallier rapporte que « chez une dame italienne, ils se traduisaient par une sensation de prurit voluptueux vers les parties génitales qui portait la malade à compléter artificiellement la sensation commencée ».

« M. Magnan rapporte qu'une dame âgée de trente-cinq ans, ancienne élève du Conservatoire, névropathe, gastralgique, mal équilibrée mais néanmoins musicienne distinguée, est en proie depuis douze ans, par périodes, de durée variable, à un éréthisme génital qui se produit habituellement le matin vers six heures et se traduit par du prurit vulvaire, des démangeaisons, parfois des sensations voluptueuses ; elle se jette hors du lit et parvient quelquefois, mais non toujours, à ramener le calme à l'aide d'injections et d'ablutions froides ». (1)

Certains empoisonnements occasionnent des désirs érotiques chez les dégénérés. Tandis que les penchants érotiques disparaissent avec l'influence du poison, quand il s'agit d'un individu normal, ils demeurent souvent chez le dégénéré. Le poison fut la cause occasionnelle, l'accident qui permit à la prédisposition de s'épanouir.

Au nombre des poisons qui provoquent les désirs érotiques, il faut citer l'acide sulfurique, les cantharides, l'alcool.

Le marquis de Sade distribua un jour à ses invités des pastilles de chocolat à la vanille qui furent trouvées délicieuses. Tout à coup, raconte Moreau de Tours, les convives se sentent brulés d'une ardeur impudique ; les cavaliers attaquent ouvertement leurs danseuses. Les cantharides dont l'essence circule dans les veines de ces infortunés ne leur permettent ni pudeur, ni réserve dans les voluptés impérieuses. Les excès sont portés jusqu'à la plus funeste extrémité. Le plaisir devient meurtrier ; le sang coule et les femmes ne font que sourire à cet horrible effet de leur rage utérine. Plusieurs dames titrées sont mortes des suites de cette nuit de dégoûtantes horreurs.

« En 1572, dit Cabrol, nous fusmes visiter un pauvre homme d'Orgon en Provence, atteint du plus horrible et du plus épouvantable satyriasis qu'on saurait voir et penser : le faict est tel : il avait les quartes : pour en guérir il prit conseil d'une sorcière laquelle lui fit une potion d'une once de semences d'orties, de deux drachmes de cantharides, d'un drachme et demi de ciboule et autres ; ce qui le rendit si furieux à l'acte vénérien que sa femme

---

(1) MAGNAN. *Annales médico-psychologiques*, 1885.

nous jura sur son dieu, qu'il l'avait chevauchée dans deux nuits 87 fois, sans y comprendre plus de vingt fois qu'il s'était corrompu et même dans le temps que nous consultâmes, le pauvre homme spermatisa trois fois en notre présence, embrassant le pied du lit comme si c'eut été sa femme ».

Tous les philtres amoureux sont à base de teinture de cantharides. Ils offrent peu d'avantages et beaucoup de dangers.

La mort prématurée de Lucréce est attribuée, par les biographes de ce poète, à un philtre amoureux qu'il reçut de sa chère Lucilia. Ambroise Paré raconte qu'une courtisane ayant saupoudré de cantharides les mets qu'elle offrait à un de ses amants, cet infortuné fut attaqué d'un priapisme violent et d'une perte de sang par l'anus dont il mourut.

Certaines affections médullaires peuvent occasionner de continuelles érections que le malade ne sait comment faire cesser. C'est le *priapisme.*

Un névropathe de 45 ans, dit Magnan, est depuis plusieurs années torturé par un priapisme qui le force à passer hors du lit une partie de ses nuits. Il éprouve constamment une sensation de chaleur aux lombes et à la verge. Après un sommeil très court, il est réveillé par une érection douloureuse qui le force à se lever et qui parfois, résiste aux lotions et aux lavements d'eau froide. Il reste debout se lamentant, parcourant de long en large sa chambre, puis quand l'organe est moins turgescent, il s'installe sur un fauteuil canné, les jambes élevées à l'aide d'un coussin et parvient ainsi à goûter quelques heures de repos (1).

La tuberculose semble exciter aussi ceux-là qui en sont atteints. Hoffmann raconte qu'un paysan tuberculeux satisfit encore sa femme la veille de mourir.

---

(1) MAGNAN. *Annales médico-psychologiques*, 1885.

Enfin l'alcool est un grand excitant pour les impulsions génitales.

Peu de temps après son second mariage, Pierre le Grand, enyoya un jour, à la tzarine, un message très pressé. Un français, du nom de Villebois, avait été chargé de remettre la dépêche en mains propres. Le froid était très vif ; Villebois aimait à boire et lorsqu'il arriva à destination, il était ivre et violemment agité.

La tzarine était au lit et ses femmes se retirèrent au moment où l'on introduisit le messager. A la vue d'une femme belle, jeune et nue, le messager se précipita sur elle avec une indicible brutalité. L'honneur de l'époux absent ne put être sauvé, malgré les prompts secours qui survinrent.

Enfermé dans un cachot, Villebois s'y endormit, et lorsque Pierre le Grand mandé en hâte, voulut l'interroger, il dormait encore ; il ne se rappela de rien à son réveil. Le czar, qui avait de bonnes intentions pour excuser l'ivresse, se contenta d'envoyer le coupable sur les galères de l'Etat. Six mois après, il lui fit grâce et le réintégra dans ses premières fonctions (1).

Beaucoup d'attentats aux mœurs ont pour cause des impulsions érotiques que l'alcool a rendues toutes puissantes.

Le 8 mai 1655, Anne Legendre, âgée d'environ seize ans, rencontre dans un champ Louys de la Fosse, lequel « imprimé de vin la voulut saisir au corps, lui disant qu'il voulait avoir sa compagnie charnelle et qu'il lui baillerait de l'argent ». Elle se sauve, mais l'autre la rejoint : « attends-moi, putain, et je besogneraye, tu n'es qu'une putain publique, et tout ailleurs j'aurai ta compagnie charnelle. » Propos d'ivrogne (2).

Hippocrate avait remarqué les troubles psychiques, les crises érotiques contemporaines de la période menstruelle et de la ménopause.

---

(1) LEGRAND DU SAULLE. *La folie devant les tribunaux*, 1864.
(2) *Archives des Côtes-du-Nord*. B. 398.

L'éducation est aussi une fréquente excitatrice des appétits érotiques. Souvent elle éveille et tient en un continuel éréthisme la sensualité des jeunes filles et celle des jeunes garçons.

Les vies closes que vivent, en leurs pensionnats et leurs internats, tant de jeunes filles et de jeunes garçons sont de toutes les causes d'érotisme les plus graves et les plus menaçantes. Entassées loin du monde, en un pêle-mêle, en une promiscuité qui permettent souvent les pires pratiques, les jeunes filles ébauchent des avenirs romanesques, s'abreuvent par avance des griseries qu'elles se promettent de goûter goulûment dès que l'échappée sur le monde leur sera permise. Des liaisons se nouent dans ces maisons, dont l'intensité n'a d'autres excuses que la soif et la recherche de voluptés devinées.

En l'intérieur des lycées de garçons, la chose est pire encore. Conversations, récits, livres obscènes, exploits racontés par les plus âgés, tout là-dedans souille l'innocence, et oriente. vers le priapisme et le satyriasis, des cerveaux trop fragiles pour ne point être viciés et salis.

La continence, en ne permettant pas aux fonctions naturelles de réaliser leur fin, amène en l'organisme une cause de souffrance, une cause de déséquilibre chez un cerveau prédisposé.

Les femmes surtout sont sujettes à des désordres nerveux ou psychiques du fait de la continence. Platon dit, en parlant de l'utérus : « C'est un animal qui veut concevoir et qui entre en fureur s'il ne conçoit pas ».

Souvent les vieilles filles ont des hallucinations génitales. Elles se croient violées pendant la nuit. L'histoire des couvents fourmille d'exemples à ce sujet.

C'est surtout au Moyen-Age que le mysticisme est trouvé étroitement uni à l'érotisme. Tout comme le paganisme, le catholicisme eut ses fêtes érotico-religieuses.

Les sabbats avec leurs orgies, les exploits des succubes et des incubes étaient des formes d'érotisme coexistant, chez des dégénérés, avec un délire mystique, religieux. Souvent le délire des dégénérés est ainsi polymorphe.

« J'ai vu au sabbat, disait une jeune fille de 16 ans, au procès de l'épidémie de démonomanie qui régna dans le Labourd en 1609, les hommes et les femmes se mêler promiscuiment : le diable recommandait aux assistants de s'accoupler, de se joindre, unissant chacun de la manière que la nature aborrhe le plus, savoir : la fille au père, le fils à la mère, la sœur au frère, la filleule au parrain, la pénitente à son confesseur, sans distinction d'âge, de qualité, de parenté ; dès l'âge de treize ans j'ai obéi aux exigences de Satan et je me suis livrée indifféremment à toutes sortes de gens.

Je n'ai jamais senti aucun plaisir à ces mariages. Les parties sexuelles du diable sont faites en écailles ; elles se resserrent en entrant, se relèvent et piquent en sortant ; c'est pourquoi l'on cherche à fuir de pareilles rencontres. Le membre du diable, s'il était étendu serait long environ d'une aune, mais il se tient entortillé et sinueux en forme de serpent. Souvent le diable interpose quelque nuée quand il veut se joindre à quelque fille ou femme (1) ».

« En 1459, raconte le chroniqueur Meyer, en la ville d'Arras, des hommes et des femmes se transportaient la nuit en certains lieux où ils trouvaient un diable sous forme d'homme qui leur faisait baiser son derrière. Il leur donnait de l'argent, puis finalement leur administrait vins et viandes en grande abondance. Ils se repaissaient et puis tout à coup chacun prenait sa chacune. La lumière s'éteignait et ils se connaissaient l'un l'autre charnellement ». (Monstrelet, chronique, liv. II.)

La Cour de Versailles eut de ces procès fameux où les courtisanes les plus notoires furent accusées de prêter les nudités de leurs corps lascifs pour des cérémonies occultes qui faisaient le régal des libertins.

---

(1) P. DELANCRE. *Tableau de l'inconstance des mauvais anges et démons*. Paris 1613.

Enfin les messes noires dont on parle encore à présent et dont les jeunes dégénérés des classes oisives sont les servants émaciés, continuent de nos jours ces spectacles érotico-religieux où le mysticisme et l'hypéresthésie de l'appétit génital apparaissent chez les mêmes individus pour en mieux montrer la dégénérescence.

L'érotisme peut être allié à l'impulsion homicide au lieu d'être uni au mysticisme.

La femme P.., homicide, étudiée par Lombroso, était tellement libidineuse qu'elle avouait s'être donnée aux chiens et s'être masturbée devant un homme, en s'agitant sur une chaise.

Mais que ce soit l'impulsion homicide, le délire mystique, l'obsession érotique, il s'agit toujours, que ces formes morbides soient réunies ou non, d'une dégénérescence mentale dont elles ne sont que les symptômes.

Il est des dégénérés qui n'ont pas de besoins sexuels, qui ne ressentent aucun désir quand ils se trouvent en face d'une femme. Ce sont les malades qu'on dit atteints de *frigidité*. Ce sont, comme on les appelait à Rome, des *naturæ frigidæ*.

Il en est d'autres qui peuvent connaître l'érection et l'éjaculation, mais qui ne peuvent mener à bien le coït, soit parce que l'éjaculation se produit trop tôt, « devant la porte » (*ante portam*) comme disait le poète latin Catulle, soit encore parce que leur ardeur s'éteint en cours de route et ne leur permet pas d'atteindre le but convoité.

Dans le premier cas, les centres instinctifs sont inhibés. Le dégénéré qui pêche sur ce point par défaut, n'est aucunement mené par l'occulte instinct qui pousse l'être à se perpétuer dans son être et à continuer l'espèce dans le temps. C'est un incomplet qui ne comprend pas l'attrait des sexes.

Dans le second cas, il s'agit presque toujours de maladies de la moelle épinière survenues à la suite d'excès sexuels, d'onanisme, de traumatismes, etc.

Il est des neurasthéniques chez qui l'éjaculation se fait avec une trop grande facilité. Les pollutions diurnes et nocturnes en même temps qu'elles sont les effets de cette neurasthénie l'augmentent encore, la nourrissent pour ainsi dire. Un malade qui subit de ces pertes séminales, de ces éjaculations qu'un rien motive, ne peut mener à bien l'acte d'amour. Il ne peut s'approcher d'une femme sans qu'aussitôt l'éjaculation se produise.

Certaines influences psychiques rendent encore l'érection difficile sinon impossible. C'est, par exemple, le dégoût survenu subitement au cours des préparatifs de l'amour, dégoût qui peut avoir mille causes physiques, matérielles ou morales. La crainte des maladies vénériennes venant soudain emplir l'esprit de son obsession au moment où, pour l'acte charnel, l'éréthisme fait vibrer tout le corps et toute l'âme ; celle aussi de «demeurer en chemin », de ne pouvoir arriver jusqu'à l'éjaculation, de voir par contre l'érection diminuer et s'éteindre, ont toujours troublé des amoureux jusqu'au point de rendre chez eux tout rapport sexuel impossible.

Ces différentes causes sont réunies dans l'histoire de cet officier dont parle Saury (1).

M. Z... est un jeune officier d'artillerie, âgé de 29 ans, d'une organisation physique irréprochable. Le succès lui a souri jusqu'à ce jour. Grande intelligence.

Sa vie est un tourment perpétuel, exclusivement dirigée depuis longtemps vers le seul but qu'il ne puisse atteindre. Il lui est impos-

---

(1) SAURY. *La folie héréditaire*, 1886.

sible d'approcher une femme, dans n'importe quelle condition, sans qu'aussitôt l'érection pénienne qui se produit en toute autre circonstance, ne cesse brusquement. Toutes les tentatives pour la réveiller demeurent inutiles, tous les moyens qu'il a employés sont restés jusqu'ici sans résultat.

Jusqu'à l'âge de 16 ans, le seul sentiment qu'il eut connu en dehors de l'affection de la famille, c'est un amour idéal qu'il reporte sur un camarade de classe. Même à 20 ans, il n'a pas encore éprouvé la moindre émotion auprès d'une femme. Il ignore pour ainsi dire la différence des sexes.

Le seul désir d'un rapport sexuel suffit à faire disparaître l'érection. La frigidité augmente auprès d'une femme dès que s'accuse le contact et cela d'autant plus que le malade est sollicité par l'idée qu'il ne pourra réussir.

Père mort phtisique à 38 ans ; mère hystérique ; frère aliéné.

L'impuissance peut encore être le résultat de certaines malformations, de certaines empreintes de dégénérescence telle que l'absence de testicules (anorchidie, cryptorchidie).

Lombroso a rencontré, parmi les femmes criminelles et prostituées, un grand nombre de cécités et d'absences sexuelles.

Les femmes qui ne sont pas portées à l'acte sexuel seraient assez nombreuses, s'il faut en croire certains auteurs ; la frigidité serait plus commune chez la femme que chez l'homme. Les femmes pour qui l'approche de l'homme ne dit rien ont été appelées les *filles de marbre*. Catulle Mendès en a décrit un spécimen en son roman *La femme enfant*.

Elles ne sont, à nos yeux, que des dégénérées.

*
* *

Si les centres intellectuels construisent un amour pour la satisfaction duquel ne donneront leur concours ni les centres instinctifs, ni les centres spiniaux, sans doute parce qu'ils sont inhibés, nous aurons un amour d'érotomane.

Selon Esquirol l'érotomanie est un amour chaste qui se manifeste principalement sous forme d'une admiration exaltée pour la personne aimée.

L'érotomane est d'ordinaire d'un caractère doux, timide. C'est le « cœur tendre » des chansons mièvres et des des romans idylliques. Rien ne le rebute. Il voit en les propos qu'on lui jette dédaigneusement, en les situations humiliantes où on le place, les indices et les preuves du partage de son amour. D'un optimisme déconcertant, l'érotomane interprète tout en le sens qui est le plus favorable à son amour.

Le physiologiste italien Fodera (1), âgé de 50 ans brûlait d'amour pour une jeune fille, qui, pour se débar. rasser des déclarations importunes de ce prétendant, lui jeta un vase plein d'immondices. Fodera vit, en cet acte, une preuve d'amour, et, rendu plus amoureux, il acheta en revenant chez lui un poulet qu'il prétendit ressembler à sa Dulcinée et qu'il couvrit de caresses.

C'est surtout à l'aube et au déclin de la vie sexuelle que l'érotomanie se fait jour avec plus de facilité.

Quand l'enfant ne fait que s'éveiller à l'amour, il ne sait encore aimer qu'avec son cœur ; quand le vieillard sent diminuer sa verdeur et sa puissance, il se rejette sur le « sentiment ». L'amour prend chez eux la seule forme qu'il lui soit permis d'y revêtir.

La chasteté est de règle chez les érotomanes, ils ne songent pas à la satisfaction de leur amour par des rapports sexuels. Bien plus, ceux-ci ne feraient, selon eux, que souiller leurs sentiments, leurs penchants épurés, car

____

(1) CONSTANZA. *Folia anormale*. Palerme, 1876.

ils leur apparaissent comme grossiers, comme imprégnés de la plus vile bestialité.

L'érotomane a pour objet de son amour une personne d'un rang très élevé. Il ne saurait nourrir des sentiments aussi purs pour une maritorne. Son inclination maladive est trop dégagée de toute attache vulgaire pour qu'il ne prenne soin de n'aimer que des êtres soi-disants libérés des communes obligations ou que des personnages dont le faste fait briller la vie d'un éclat surhumain. « Jamais érotomane, dit Ball, ne s'est épris d'une cuisinière ».

C'est ainsi qu'un tailleur devint amoureux de Mlle Van Zandt, de l'Opéra-Comique.

M..., tailleur, âgé de 32 ans, étant demeuré seul à Paris pendant que sa femme gagnait le Midi, alla pour se distraire à l'Opéra Comique. A une représentation de *Lackmé*, il lui semble qu'il est l'objet de l'attention de Mlle Van Zandt, la cancatrice. Très ému, il rentre chez lui et ne dort pas. Il ne manque aucune des représentations suivantes. Il s'installe à la même place et se croit toujous remarqué de la jeune actrice. Celle-ci, à ce qu'il croit, lui sourit portant la main à sa bouche. De son côté il lui envoie un baiser, elle continue à sourire.

Il l'attend à sa sortie du théâtre, ou bien encore il va se poster à côté de sa demeure pour la voir quand elle rentrera chez elle, pour apercevoir son ombre sur les rideaux quand elle sera dans son appartement.

Pendant les huit mois d'absence de sa femme, sa conduite fut régulière, son amour pour Mlle Van-Zandt est trop pur pour qu'il songe jamais à abuser des sentiments si vifs qu'il a inspirés. S'il désire encore voir la jolie actrice c'est pour lui dire qu'il l'aime toujours, mais pour l'engager à l'oublier, car il n'est qu'un pauvre ouvrier. Il n'a jamais eu d'idées charnelles à son endroit. Il avait lu, dit-il, Paul et Virginie et cet amour chaste et élevé avait pour lui le plus grand charme.

Telle est la hauteur où plane leur amour éthéré que les érotomanes ne recherchent pas telle femme plutôt que telle autre. Un jour il leur advient de rencontrer une dame qu'aussitôt il adorent et respectent comme une déesse. Elle devient pour eux le type de la Beauté, la femme au-dessus de toutes les femmes qui seule mérite leur amour. Peut-être que la rencontrant à nouveau demain, ces dégénérés ne reconnaîtront pas la femme, pour qui ils ont brûlé hier tant d'encens. C'est qu'ils se sont hâtés de la transformer en un type nuageux, de toute perfection, immatériel divin.

« Un jour, dit Ball (1), un malade de 39 ans, qui avait eu de fréquentes attaques d'épilepsie, croise dans la rue une jeune femme ou une jeune fille, la regarde, se retourne : elle avait disparu, mais il l'aimait déjà ! A partir de ce moment, l'inconnue est devenue maîtresse de son âme et l'idole de ses pensées. Il lui a dédié des vers passionnés qu'il ne lui a jamais envoyés, bien entendu, car il ne s'est jamais mis en quête de savoir qui elle était et où elle demeurait.

Son amour est si désinterressé qu'elle ne doit même pas savoir qu'elle est aimée de lui. Si, par hasard, on a l'air de mettre en doute sa pureté, les larmes lui viennent aux yeux. Le mariage lui apparaît comme une chose très répugnante. Et pourtant, phénomène remarquable, malgré une impression aussi profonde, l'image qui lui est restée est si fugitive qu'il ne peut même pas dire si la dame de ses pensées était blonde ou brune ».

Ce qu'il faut aux érotomanes c'est un idéal à vénérer, à glorifier. Cet idéal pourra même n'être pas une femme. Ainsi un jeune élève des Beaux-Arts, avait comme idéal une étoile. Il passait de longues heures. la nuit, à sa croisée, et il ne se couchait jamais avant d'avoir contemplé son étoile.

Les érotomanes qui, moins éthérés que ceux que nous

____

(1) BALL. *Leçon faite à Sainte-Anne.* Nov. 1886.

venons de parler, aspirent à s'agenouiller devant leur idole, tout au moins à la contempler, suivent quelquefois la femme qu'ils ont choisie avec une telle insistance que leur obstination prend l'allure d'une persécution.

« Une femme du monde, très élégante, était en butte aux obsessions d'un jeune magistrat. Il ne lui avait jamais témoigné son sentiment, il ne lui avait jamais adressé une parole, mais il avait le talent de toujours se trouver sur son chemin. Sortait-elle, elle le rencontrait à sa porte. Rentrait-elle, il se trouvait encore à sa porte. Se sauvait-elle à la campagne, elle y retrouvait son persécuteur ».

Ils sont tous atteints de cet amour platonique pour les grandes et belles dames, les serviteurs au dévouement aveugle dont les noms encombrent les biographies des souveraines, dont les exploits servirent de thèmes à tant de romantiques.

Un page de Marie-Stuart, amoureux de sa reine, fut, dit-on, trouvé deux fois couché sous son lit. Conduit à l'échafaud, il s'écria avant de mourir : « O cruelle dame ! »

Peut-être y a-t-il en ce dessein que nourrit l'érotomane de vivre aux pieds de sa reine, en la joie qui l'enivre lorsqu'il peut arriver à la servir, un peu de masochisme. Et toute une partie de cette « folie chaste » pourrait ainsi trouver son explication.

Il est toutefois une reine qui compte par milliers le nombre de ses adorateurs. C'est la Sainte-Vierge, cette femme au diadème d'étoiles, à qui des générations ont donné une litanie d'appellations admiratives et divines.

« Pour qui connaît, dit Ball, la connexion intime qui existe entre le sentiment religieux et le sentiment érotique, il n'est pas douteux que cette passion si éthérée pour la Vierge de quelques jeunes prêtres, et même de braves théologiens ne représente qu'une effusion spéciale de l'érotomanie, et que ce soit l'amour inconscient de la femme qui ait dicté les écrits ardents de ces célibataires ».

L'amour dont sont remplis les cœurs des religieux et ceux des religieuses peut être d'une intensité telle qu'il donne l'extase.

Cet amour extatique naîtra à la suite d'une hallucination, de la vue d'un tableau, d'une statue. L'esprit du croyant ou de la croyante transfigurera l'image qui se mettra à sourire, à parler.

« Il n'y a, chez tous les extatiques, dit Leuba, (1) qu'un débordement d'énergies sexuelles qui, ne trouvant pas leur issue ordinaire, s'égouttent en sourdine et produisent ces douleurs ineffables, ces passions languissantes, ces fureurs brûlantes qui pimentent la vie des saints ».

Serge Mouret, abbé, s'évanouissant devant la statuette de la Vierge qu'il regardait amoureusement chaque jour, durant de longues heures, est un exemple joliment décrit d'un transport d'amour chez un dégénéré érotomane.

Et s'il subsistait encore quelque doute sur les relations de l'érotomanie avec le mysticisme, le langage des saints et des saintes les plus vantés pour leur amour céleste, suffirait à nous convaincre du degré de dégénérescence de ces personnages.

« Etant revêtue de notre saint habit, dit Marie Alacoque dans son autobiographie, mon divin maître me fit voir que c'était là le temps de nos fiançailles. Ensuite il me fit comprendre qu'à la façon des amants les plus passionnés il me ferait goûter pendant ce temps ce qu'il y avait de plus doux dans la suavité des caresses de son amour. En effet, elles furent si excessives qu'elles me mettaient souvent toute hors de moi-même et qu'elles me rendaient incapable de pouvoir agir ».

Sainte Thérèse parle d'un dard de feu qu'un ange « à figure corporelle, petit et très beau, lui enfonçait dans les entrailles. La

---

(1) LEUBA. *Revue philosophique.* 1902.

douleur de cette blessure était si vive, dit-elle, qu'elle m'arrachait de faibles soupirs. Mais cet indicible martyre me faisait goûter en même temps les plus suaves délices ; aussi je ne pouvais ni en désirer la fin, ni trouver le bonheur hors de Dieu. Ce n'est pas une souffrance corporelle mais toute spirituelle quoique le corps ne laisse pas d'y participer et même grandement ».

« Allons ensemble dans la solitude, mon cher Amour, disait la mère Marie de l'Incarnation au divin époux, afin que je vous embrasse et que je vous baise à souhait ».

Il est certain que la continence a été un facteur puissatn pour faire naître l'érotomanie chez ces saints et ces saintes, canonisés par l'Eglise catholique.

L'impuissance génitale, survenue après une masturbation précoce et continne, peut éveiller les caractères de la « folie chaste » d'Esquirol.

Et ces deux cœfficients, continence et incontinence, produiront d'autant mieux leurs effets que le terrain sera davantage altéré par les tares ataviques, c'est-à-dire héréditairement plus prédisposé.

CHAPITRE VI

Les dégénérés uranistes

Les lois de l'attraction et de la répulsion des sexes — Les amours
homosexuels des dégénérés — Définition de l'uranisme — Lettre
d'un uraniste à Emile Zola — Enfance de l'uraniste — Ses goûts
préférés — Amour de l'uraniste pour les vêtements féminins —
Passivité de l'uraniste — Différences entre le masochisme et l'uranisme — La recherche de la contemplation des organes génitaux —
La coexistence, chez le même dégénéré, de l'uranisme et des
grandes qualités artistiques — Autobiograhpie d'un professeur de
faculté atteint d'uranisme.

Causes de l'uranisme — Explication métaphysique d'Ulrichs et
de Schopenhauer — Hypothèses de Mantegazza et de Gley — Hallucinations des uranistes — Hermaphrodisme de l'embryon —
L'impuissance peut être une cause occasionnelle de l'uranisme — La
maladie des Scythes — Le mujerado des tribus indiennes de Pueblo
— L'uranisme chez les dégénérés inférieurs, chez les vieillards, les
paralytiques généraux, les épileptiques — L'éréthisme et l'épuisement produits par les cités — Les spectacles où l'on encense la
Beauté comme chez les antiques — Un bal d'uranistes à Berlin —
L'uranisme des abstinents — Le dégoût qu'ont pour les femmes les
malades atteints de syphilis, de blennorrhagie — Les grandes collectivités où l'on ne trouve pas de femmes déforment l'amour —
Traitement préventif des dégénérés uranistes — L'uraniste n'est-il
qu'un fétichiste des fesses ? — Uranismes congénital et retardé —
Les impulsions et les obsessions qui tyrannisent l'uraniste.

Les pratiques des uranistes — La pédérastie active et passive —
Le rôle que joue l'uraniste dans la pédérastie — Le coït *more canum*
— Le coït buccal, axillaire et fémoral — Les déformations subies
par l'anus, le rectum, chez les pédérastes passifs, par la verge chez
les pédérastes actifs ; par la bouche chez le « *fellator* ».

L'uranisme dans l'Histoire — La Genèse et l'uranisme — Ce que le Lévitique dit de l'uranisme — La Grèce et l'amour socratique — Les eunuques à Rome et leur rôle dans la prostitution masculine — L'épître de Saint-Paul condamnant l'uranisme — L'uranisme au Moyen-Age — Le péché philosophique — La prédiction d'Alfred de Vigny — Le monde entier connaît l'uranisme. — L'allure des uranistes — Le portrait qu'en fait Tardieu — L'exhibitionnisme des uranistes — La saleté du corps des uranistes — Les rendez-vous d'uranistes — La séduction d'un uraniste par un capucin — Les lieux de raccrochage — L'âme-sœur — La prostitution pour les uranistes : les tapettes, les jésus — Statistique des prostitués — Le chantage dans la prostitution masculine — Ce qu'il advint à un étudiant qui écouta les propositions de « *Lèvres roses* » — Conclusions.

Dans les cas normaux, où l'amour semble obéir à des lois immuables et harmonieuses, embellissant la vie et faisant délicieusement vibrer les êtres, les sexes de nom contraire semblent être attirés l'un vers l'autre, tandis que les sexes de même nom paraissent se repousser, quelquefois même avec dégoût.

Dans les cas anormaux, maladifs, chez les dégénérés porteurs de tares psycho-sexuelles, les sexes de même nom ressentent une réciproque attraction qui mérite le nom d'amour tant à cause de sa forme que de son intensité ; les sexes de noms contraires demeurent indifférents l'un pour l'autre.

Les femmes s'aiment entre elles et l'amour qui les unit n'est pas une forme exagérée de l'amitié, non, mais bien une passion qui rend les deux amantes indispensables l'une pourl'autre et qui leur donne, en des pratiques, dont nous parlerons dans le chapitre suivant, des voluptés enivrantes, des joies capiteuses dont elles ne rougissent aucunement et qu'elles vantent en le dessin de faire des prosélytes.

Les hommes ont aussi des amours entre eux, amours flagellés par le mépris des gens normaux qui ne sauraient se vanter d'être sains sous peine d'outrecuidance et de ridicule.

L'amour homosexuel est assez fréquent chez les dégénérés. On lui a donné le nom d'inversion sexuelle. Cela veut dire que l'attraction des sexes subit une sorte d'inversion :

les hommes se plaisant à brûler d'amour pour d'autres hommes, les femmes ne recherchant plus les faveurs ni les étreintes des hommes mais plutôt les contacts et les baisers d'autres femmes.

Les appellations d'*amour homosexuel* et d'*inversion sexuelle* s'appliquent aussi bien à l'amour des hommes pour les hommes qu'à celui des femmes pour les femmes. Comme nous divisons l'étude de ces amours, nous leur avons conservé les noms que d'illustres philosophes leur ont attribués. Ce n'est pas à dire que l'amour homosexuel puisse varier quant à ses causes, que synthétise toute la dégénérescence, mais il varie beaucoup quant à sa forme et ses aspects sont bien différents selon que les invertis appartiennent à l'un ou à l'autre des deux sexes.

Nous ne nous occuperons dans ce chapitre que de l'amour étrange réciproquement ressenti par des hommes qui ont pour la femme une instinctive répulsion. Cet amour fait la continuelle préoccupation des dégénérés qui en sont malheureusement atteints. Ces derniers jouent, au milieu de la société, leur rôle d'hommes comme des comédiens jouent un rôle qu'on leur a appris. Leur mentalité, leurs quotidiennes pensées sont incessamment celles du sexe opposé au leur.

La dégénérescence physique, somatique, s'ajoutant souvent à la dégénérescence mentale donne à leur corps, à leur démarche, à leur voix, à leur visage, des caractères efféminés qui rendent plus compréhensible et plus nette l'inversion de leur appétit sexuel.

Un magistrat du Hanovre, d'une grande érudition et d'une compétence juridique estimée, publia, vers 1865, sous le pseudonyme de Numa Numantius, des romans où se trouvaient peints des amours d'invertis. On prétendit que ce magistrat, qui se nommait réellement Karl Heinrich Ulrichs, plaida un peu sa propre cause en défendant contre le mépris des foules ceux-là que consume un amour homosexuel.

Il donna aux invertis-hommes le nom d'*uranistes*. Ce nom leur est resté et l'on appela *uranisme* le penchant que certains dégénérés ressentent pour des êtres mâles, pour des êtres de leur sexe, pour des hommes.

Dans ses écrits, Numa Numantius, réclama pour l'amour des uranistes et même pour leur mariage l'autorisation de la Société et celle de l'Etat.

Un uraniste, de nationalité italienne, écrivit sa confession au romancier Emile Zola. Chaque tendance, chaque appétit s'y trouvent notés. C'est , au complet le tableau qu'offre au clinicien, au psychologue, le mode de vie de l'uraniste. Nous croyons utile, nécessaire de rapporter cette lettre au seuil de ce chapitre, pour mettre le lecteur en face d'un uraniste-type.

« Lorsque j'eus quatre ans, on m'ôta mes petites robes pour me faire des culottes et une petite jaquette. Quand on m'eut habillé en garçon, j'éprouvai une véritable honte et je courus vite me cacher et pleurer dansla chambrede ma bonne qui dut me rhabiller en fille. Il me semblait qu'on m'avait ôté quelque chose que j'étais toujours destiné à porter.

Pendant mes études, la guerre de Troie me fit la plus grande impression ; mais, chose étrange à laquelle je ne fis attention que plus tard, tous mes enthousiasmes étaient pour le héros. Je me passionnais véritablement pour Hector et je me plaisais à me figurer que j'étais Andromaque pour pouvoir tenir dans mes bras le héros bardé de fer, dont les belles formes athlétiques, les beaux bras nus et le haut casque me faisaient penser pendant de longues heures.

Ma passion pour les robes durait toujours. Quand j'étais seul, je me plaçais devant le vis-à-vis de ma mère et je me promenais en traînant derrière moi les draps du lit ou de vieux châles, dont les longs plis tombant de ma personne ou leur frôlement contre mon corps me faisaient frissonner de joie.

Je me plaisais à me faire femme avec l'imagination et la beauté dont je me douais, et les aventures qui me traversaient alors l'esprit me faisaient tressaillir de plaisir.

Un groom me parla de son plaisir de coucher avec des femmes nues. Je n'éprouvais aucun désir de faire cela et j'aurais trouvé bien plus naturel de coucher avec un homme.

L'homme me semblait bien plus beau que la femme car j'admirais en lui une force, une vigueur de formes que je n'avais pas. Je m'étais toujours imaginé être femme et tous mes désirs furent dès lors ceux d'une femme.

J'avais alors quelques amis et je ressentis, sans m'en rendre compte encore, une amitié exagérée pour eux. J'en étais jaloux, et quand ils me passaient le bras derrière le dos, je frémissais de toute ma personne. Mais ce qui m'attirait surtout, c'était des hommes mûrs, des hommes de trente à quarante ans. J'admirais leur belle carrure. J'aurais donné tout au monde pour être serré dans leurs bras et pour coller toute ma personne sur la leur.

Un domestique que nous avions, qui avait une figure superbe, avec des moustaches et des favoris noirs, attira toute mon attention, Je l'aimais beaucoup et je désirais toujours l'avoir à côté de moi, lorsque j'allais quelque part. Il m'accompagnait le soir dans ma chambre, et restait près de moi jusqu'à ce que je fusse endormi. Je le faisais parler de ses maîtresses, des mauvais lieux où il allait et j'y trouvais grand plaisir. J'aurais voulu l'avoir couché près de moi et sentir son corps blond et joli ; j'aurais voulu l'embrasser et l'avoir près de moi pour prendre du plaisir et lui en donner.

Un soir je le priai, sans honte aucune, de me montrer sa verge pour voir si elle était si belle qu'il le disait. Il obéit à mes prières et j'en fus tellement émerveillé que je ne pus proférer une parole. Je lui pris la verge, en disant : « que c'est beau, que c'est beau ! » Je brûlais du désir de me servir de ce membre et j'aurais voulu qu'il put l'introduire en moi. Un bruit survint qui fit partir le domestique d'auprès de mon lit et il ne voulut plus jamais obéir à mes sollicitations.

Je me pris ensuite d'une vive affection pour un palefrenier. Je lui portais des cigares en cachette. Je cherchais à me persuader que j'étais sa femme et la nuit je plaçais mon traversin à côté de moi, je le baisais, je le mordais comme si c'eut été une personne vivante. Je pensais au palefrenier si robuste et je cherchais, en me mouvant, à me donner l'illusion de coucher avec lui. J'eus ainsi ma première éjaculation.

Plus tard, avec des cousins de mon âge, j'entrai pour la première fois, dans une maison publique. J'en sortis écœuré et désolé. Les femmes ne m'attiraient nullement et je ne sentais que de la répugnance pour elles. Une d'elles m'embrassa et j'éprouvai un si violent dégoût de cette affreuse personne que je me dégageai d'elle et m'en allai au plus vite.

J'y suis retourné plusieurs fois pour vaincre ma répugnance, mais je n'ai jamais réussi. Je demeurai de glace sous les plus ardentes caresses et n'en éprouvai qu'un horrible écœurement.

Un de mes amis, jeune libertin, voulut me faire assister, un jour, à ses ébats avec une de ses femmes, mais je ne pus vaincre mon aversion innée et cette scène de débauche me laissa bien froid.

Les maisons publiques m'inspiraient pourtant une sorte d'attraction mystérieuse et maintes fois j'ai envié, non ceux qui y allaient mais celles qui y demeuraient. »

Dans un moment de griserie, au service militaire, cet inverti coucha avec un sous-officier qui prit plaisir à ses caresses. « Je m'affectionnai tellement pour ce beau jeune homme, continue-t-il, que j'arrivai à l'aimer plus que tout au monde. Je lui fis faire un nouveau et élégant uniforme à mes frais et voulus le voir joli, parfumé et bien mis. L'argent ne me faisait pas défaut et je le dépensais à pleines mains et sans regret pour lui.

Un premier précepteur fut un ami de la maison qui avait été ami de jeunesse de mon père. Il passait pour un parfait débauché, et l'on se disait à l'oreille qu'il avait longtemps vécu avec un jeune homme. C'était un homme basané et d'une énorme stature. Sa tête était superbe, maigre, brune, ses yeux brillaient d'un éclat extraordinaire. Il avait une façon de regarder les gens qui vous faisait baisser les yeux.

Avec moi il se permettait les plus grandes privautés, me chatouillait le menton, et, quand il me rencontrait dans le corridor il me caressait longuement.

Un jour, parlant à mon père des blessures qu'il avait reçues à la guerre, il voulut nous montrer une cicatrice qu'il avait à la cuisse.

Il déboutonna son pantalon et, à ma grande joie, nous montra une cuisse énorme, bronzée et luisante, pleine de poils noirs et durs, traversée par une large balafre rose qui me sembla jolie au milieu de la sombre chair et des poils qui lui faisaient comme un brun contour.

Je n'avais aucune affection pour cet homme, mais il me semblait si mâle que je désirais vivement être à lui, ne fût-ce que pour quelques instants. Depuis ce jour-là je fus toujours très ému lorsqu'il me regarda et quand il me touchait, je frissonnais de plaisir. En homme habitué à ces sortes d'aventures, il comprit quel parti il pouvait tirer de ma belle jeunesse et de mon charme de jeune fille déguisée en garçon. Il m'invita à aller voir ses chevaux. J'y allai tout rempli du désir d'une aventure. Il me fit asseoir sur son sopha, à côté de lui. Il me caressa et me regarda avec des yeux si drôles que j'avais peur tout en étant charmé. Il me prenait les mains, m'asseyait sur ses genoux et me baisa sur les oreilles tout en chuchotant des choses que je n'entendais pas. Je me sentais mourir de plaisir. Jamais je n'avais éprouvé une telle volupté. Il se leva, enfin, en me disant : « Veux-tu, veux-tu ?».

Il se leva brusquement, alla fermer la porte à clef, ferma les volets de la fenêtre, puis revint vers moi qui haletais de plaisir et de peur. Il me déshabilla en un clin d'œil tout en parcourant de ses mains tout mon corps, ôta jusqu'à mes bas et mes souliers, rejeta ma chemise et me porta comme un petit enfant dans son lit.

En un clin d'œil il fut complètement nu lui aussi et se coucha près de moi qui étais comme dans un songe, n'ayant plus nulle conscience de mes actes ni de mes pensées.

Lorsqu'il eut poussé de longs soupirs de plaisir et de satisfaction nous nous levâmes et nous nous habillâmes soigneusement. Je me regardai dans le miroir. Je fus frappé de l'étrange et presque effrayante beauté que j'avais en ce moment. Mon visage était empourpré, mes lèvres rouges comme du sang, mes yeux brillaient de tout leur plus bel éclat. J'étais fier de moi-même, du plaisir que j'avais donné et de celui que j'avais reçu. J'éprouvais pour mon précepteur presque de la reconnaissance et me considérais comme appartenant exclusivement à lui. Il me fit promettre de venir le voir souvent, ce que je fis de tout mon cœur. Je n'avais jamais eu

de jours plus brillants et plus heureux, et il me semblait que je
ne commençais à vivre que depuis ce jour-là ».

L'unaniste, pendant son enfance, et sa jeunesse préfère,
à la compagnie des hommes, celle des femmes. Il n'aime
pas les jeux bruyants, les préoccupations qui font ordinairement la joie des garçons. Il se plaît, au contraire, au
milieu des petites filles dont il partage les amusements
anodins. Ce n'est pas que les femmes ou les gamines lui
soient sympathiques et qu'il soit attiré vers elles à cause de
leur sexe, mais il goûte leur caractère plus que leur gen-
tillesse, leurs bavardages et leurs jeux innocents plus que
la fraîcheur de leurs joues, leurs minauderies et leurs
chiffons davantage que leurs cheveux ondoyants ou que
la pureté de leurs yeux.

Les dégénérés uranistes aiment le milieu féminin parce
qu'ils ont un tempérament, des penchants, des goûts qui
sont ceux d'une femme, et nullement parce qu'ils aiment
la femme. Et cela est si vrai qu'à la puberté, après l'éveil
de l'appétit sexuel, l'uraniste ressent pour la femme le
même dégoût que celui qui éloigne normalement les individus de même sexe.

Ces goûts féminins sont parfois si accentués, ils accaparent à tel point tout le territoire mental, que le dégénéré,
atteint d'uranisme, croit posséder les organes génitaux de
la femme.

Le passage suivant d'une lettre écrite par un uraniste à
Krafft-Ebing, montre quelles sont, pendant leur jeunesse,
les préoccupations des uranistes, à quels stratagèmes ils
ont tout d'abord recours pour se procurer de la volupté,
par quelles hallucinations ils sont hantés.

Dès le moment où j'ai pu quelque peu penser par moi-même et
m'occuper de la différence des sexes, écrivait un uraniste, j'eus le
désir ferme et secret d'être une fille. Je croyais même l'être. J'es

sayai toutes sortes de moyens d'annihiler mes glandes génitales mais les douleurs que j'éprouvai me firent renoncer à ces tentatives Maintenant encore, j'ai le désir très vif d'avoir les signes extérieurs du sexe féminin, d'avoir une natte jolie, un buste bien arrondi, une taille de guêpe. A l'âge de douze ans, j'ai eu pour la première fois l'occasion de mettre des vêtements féminins, bientôt l'idée me vint d'arranger les draps et les couvertures de mon lit, le soir, comme des jupons. Plus tard, avec l'âge, mon plus grand bonheur était de prendre en cachette les robes de mes sœurs et de m'en revêtir, ne fût-ce que pour quelques minutes,

Depuis que je suis devenu étudiant et que je mène une vie plus indépendante, je me suis procuré des vêtements et du linge de femme, que je tiens moi-même en bon état. Quant, le soir, à l'abri de toute découverte, je puis mettre une pièce après l'autre, depuis le corset jusqu'au tablier et aux bracelets, je suîs tout à fait heureux et je me mets au travail, calme, content. Quand je m'habille en femme, il se produit régulièrement une érection qui n'est jamais suivie d'éjaculation mais qui s'apaise d'elle-même en très peu de temps.

Lorsqu'il y a quelques mois, les journaux rapportèrent l'histoire d'une comtesse hongroise (1) qui, déguisée en homme, avait contracté un mariage et qui se sentait homme, je songeai sérieusement à me présenter à elle pour conclure un mariage inverti où j'aurais été la femme et elle l'homme... »

Le propre du mâle, nous l'avons dit déjà au cours de cet ouvrage, est de vouloir, en l'acte d'amour, jouer un rôle dominateur, actif. Par suite de leur inversion, les dégénérés atteints d'uranisme auront les désirs de la femelle : ils voudront, pour accéder aux voluptés sexuelles, que leur soit assigné un rôle passif et subi.

Etre enserré par de vigoureux garçons, aux muscles saillants, à la santé débordante de sève, voilà le plaisir auquel aspire l'uraniste. Il veut se donner et ressemble en

---

(1) Voir, pour l'histoire de cette comtesse, le Ch. VII p. 189.

cela à la femme dont la volupté est d'autant plus vive qu'elle se sent davantage possédée.

Nous avons vu, en étudiant les dégénérés masochistes, que le masochisme était, lui aussi caractérisé par une tendance à la soumission, par la recherche du plaisir dans la domination subie au cours de l'accomplissement du coït.

Il y a une différence importante entre le masochisme et l'uranisme.

Le masochiste a son appétit sexuel, vicié quant à sa forme, quant à son mode, mais aucunement quant à son but. C'est toujours vers la femme que se tournent les désirs du masochiste. Il veut être frappé, humilié, sali, dominé, mais c'est par une femme. Il veut être esclave, mais il ne trouve sa joie, sa volupté, son bonheur paradisiaque, que s'il peut obéir à une femme.

L'uraniste, au contraire, désire être la chose que possèderont des hommes robustes qui lui feront sentir leur supériorité bestiale. L'amour n'est donc pas seulement, chez lui, vicié quant à son mode, mais encore et surtout quant à son but, ou mieux quant à son objet.

Ainsi modifié quant à sa qualité, l'amour des dégénérés uranistes revêtira mille formes toutes plus drôlatiques les unes que les autres, leur vie sexuelle aura une allure qui ne manquera point de susciter les colères puritaines des consciences stupidement choquées. Il est inadmissible qu'un cerveau d'homme civilisé nourrisse quelque haine pour le malheureux qui étale au grand jour ses difformités. On ne saurait davantage s'en prendre aux dégénérés uranistes, de la singularité maladive de leur amour sexuel.

Aussi est-il utile et nécessaire d'étudier l'uranisme sous toutes ses modalités, comme on énumère, en pathologie ordinaire, tous les symptômes qui forment le cortège caractéristique de chaque maladie.

Comme pour tous les dégénérés, l'éveil sexuel se fait très

tôt chez les uranistes. Et dès le moment où se sont f it
jour les tendances sexuelles, les préoccupations accaparent
aussitôt un caractère d'homosexualité qui incitent le jeune
homme à ne regarder d'un œil amoureux, à ne désirer que
des nudités masculines.

Encore enfant, l'uraniste se complaît en la recherche des
occasions où il pourra apercevoir des hommes nus ou bien
les organes génitaux mâles. C'est ainsi qu'on le verra rôder
aux alentours des vespasiennes et le long des rivières où,
d'habitude. les hommes vont se baigner, vierges de tout
voile.

Alors que les enfants de leur âge ne songent qu'aux frivolités des amusements anodins, ils connaissent déjà les
joies des pratiques solitaires. Dans leurs rêves onanistiques,
ils ne font défiler devant leurs regards que des hommes, ils
n'évoquent que celles-là des scènes érotiques où les nudités
masculines s'enlacent et se pâment.

La vue des organes génitaux de l'homme les émotionne
beaucoup. excite chez eux une érection. les met enfin en ce
stade délicieux où ne manque pas de se trouver tout
homme qui n'est encore qu'aux phases premières du désir.
Ils incitent leurs camarades à se découvrir devant eux et
c'est avec ivresse qu'ils manipuleront les organes génitaux
qu'on se laissera aller à leur montrer. Souvent même ils
exhiberont leur verge et leurs testicules devant leurs amis,
sans que ceux-ci les y aient engagés.

A mesure que l'uraniste grandit, son irritabilité sexuelle
loin de s'émousser, s'aiguise, au contraire, à tel point qu'une
simple accolade donnée par un homme, que la seule vue
d'une verge peut amener l'éjaculation.

La recherche des joies sexuelles trouvées en la compagnie des hommes obsède l'uraniste à tel point que le cours
des occupations normales se trouve bientôt altéré, lui
aussi. Les nombreuses éjaculations amènent, en effet, une

neurasthénie qui met son sceau sur toutes les préoccupations, sur tous les travaux de l'uraniste.

La vie sociale de celui-ci se trouve souvent bouleversée de ce simple fait, et il ne faut pas s'étonner de trouver alors, chez tous les uranistes, de grande fortune, de haute lignée, et de belle culture, un goût prononcé pour la reproduction de ces spectacles antiques où, sous le prétexte de beauté plastique à encenser, les amoureux de jeunes hommes trouvent à repaître leur appétit, à satisfaire leurs goûts.

Comme tous les dégénérés atteints de perversions sexuelles, les uranistes voient s'installer dans leur esprit, omnipotentes, tyranniques, les préoccupations homosexuelles qui sont la source des continuelles impulsions auxquelles ils se trouvent contraints d'obéir.

Ils ressentent l'impérieux besoin de quérir de la volupté, en la compagnie de jeunes hommes. C'est ce besoin qui, voulant à toute force être satisfait, les amène souvent devant les juges. Ceux-ci les condamnent pour obéir à la voix de cette presse qui feint d'être effarouchée pour avoir le prétexte d'étaler tout au long ses récits graveleux.

L'uranisme étant un symptôme de déséquilibre mental pourra fort bien coexister, chez un même individu, avec de grandes dispositions artistiques, avec un talent de virtuose, avec de grandes qualités de compositions musicale, artistique, poétique, quelquefois même avec une grande érudition.

C'est ainsi que Charcot et Magnan ont rapporté l'autobiographie d'un uraniste dont l'esprit était cultivé, qui avait rapidement conquis ses grades universitaires et qui se trouvait conduit, à trente ans, au professorat dans une faculté.

« Ma sensualité, disait cet uraniste, s'est manifestée dès l'âge de six ans par un violent désir de voir des garçons de mon âge ou des hommes nus. Un jour, j'aperçus un soldat qui se masturbait ; je l'imitai et j'éprouvai à côté du plaisir de l'imagination qui s'arrêtait sur ce soldat, le plaisir physique d'un chatouillement très fort.

Je continuai à me donner ce plaisir, toujours en excitant mon imagination par le souvenir d'hommes nus. Je vis que des soldats allaient se baigner dans une rivière ; ils se baignaient complètement nus ; j'imaginai pour pouvoir me satisfaire d'aller au bord de la rivière et de dessiner un paysage.

Avec la puberté, ma masturbation me donna plus de satisfaction ; d'ailleurs je provoquais l'érection et ses suites autant par l'imagination que par le mouvement. Il m'est arrivé plus d'une fois d'avoir l'érection, la convulsion amoureuse et la perte de sperme à la seule vue du membre viril d'un homme. Je cessai la masturbation à l'âge de vingt ans, mais je ne suis jamais parvenu à arrêter les excitations de mon imagination.

Les hommes jeunes, beaux et forts, provoquent toujours chez moi une vive émotion ; une belle statue d'homme me produit le même effet. Quand je rencontre un jeune homme dont la beauté provoque ma passion, je suis tenté de lui plaire, de lui faire toutes les amabilités possibles, de l'inviter chez moi, de lui écrire sur du papier parfumé, de lui porter des fleurs, etc. Quant aux femmes si belles qu'elles soient, elles n'ont jamais pu faire naître en moi le moindre désir. J'ai essayé d'en aimer une ; malgré sa beauté, ses efforts, je suis demeuré froid et l'érection si facile chez moi à la vue d'un homme, n'a pas même commencé. Jamais une femme n'a provoqué en moi la plus petite sensualité (1). »

Les causes occasionnelles de l'uranisme sont nombreuses ; quant aux causes essentielles on ne les connaît pas. On ne saurait dire à quel substratum anatomo-pathologique on peut rattacher l'uranisme. Cela n'empêche pas les hypothèses d'aller leur train, toutes plus invraisemblables et moins vérifiables les unes que les autres.

La métaphysique, là comme ailleurs, a voulu donner une

---

(1) Charcot et Magnan. *Archives de Neurologie*, 1882.

explication de ce phénomène pathologique, symtomatique de dégénérescence, qu'est l'uranisme.

Il est une donnée théologique, c'est-à-dire sans aucun fondement scientifique, qui prétend que l'âme ne pénètre le corps qu'au quarantième jour de la vie intra-utérine. Supposez, dit Ulrichs, en son « Memnon », qu'une âme féminine, se trompant de destination, pénètre en un corps d'homme, au lieu de pénétrer en un corps de femme, et nous aurons l'explication de ce fait mystérieux.

Comme on le voit, la chose n'est guère malaisée à comprendre. Cette explication nous semble cependant trop simpliste pour qu'elle nous puisse satisfaire.

Schopenhauer expliquait l'uranisme des vieillards en disant que le génie de l'espèce poussait ceux-là qui ne peuvent plus créer des descendants vigoureux, comme le génie de l'espèce en réclame, à déverser leur semence là où elle ne saurait féconder.

Nous faisons de cette explication de Schopenhauer même cas que de celle d'Ulrichs.

Mantegazza assurait que chez l'uraniste, les nerfs destinés aux organes génitaux se rendaient au rectum, et c'était là, selon lui, toute la cause de cette volupté ressentie par certains uranistes à la suite du coït anal qu'ils se plaisent à subir.

Cette hypothèse ne saurait avoir quelque crédit.

D'abord il faudrait prouver l'existence anatomique de ces nerfs qui se rendent au rectum au lieu de se diriger vers les organes génitaux, leur destination normale et physiologique.

Et puis, Mantegazza semble avoir pensé que tous les uranistes se livraient à la pédérastie passive. Or c'est là une grosse erreur. Comme nous le dirons plus loin, la pédérastie n'est que l'une des pratiques auxquelles les uranistes ont recours pour accéder à la jouissance du plaisir sexuel.

L'explication de Mantegazza ne pourrait avoir quelque valeur que dans le cas des uranistes pédérastes, encore faudrait-il qu'elle soit anatomiquement étayée.

Gley, en 1882, prétendit que les uranistes avaient un cerveau féminin avec des glandes génitales mâles. Et par là il voulait dire que le centre psycho-sexuel des uranistes était féminin. Toutes les sensations dont leurs organes génitaux sont le siège seraient interprétées comme si elles venaient d'organes sexuels féminins.

Voici les aveux d'un uraniste qui sembleraient donner raison à l'opinion soutenue par Glay, professeur agrégé de physiologie à la Faculté de médecine de Paris.

« Le membre viril me paraît une chose féminine ; ainsi, par exemple, le penis me paraît un clitoris, l'urèthre un vagin, le scrotum des grandes lèvres, quelques petits que soient les bouts de mes seins, il leur faut de la place et je les sens comme s'ils étaient des mamelles. Les testicules, bien qu'ils ne soient ni atrophiés, ni dégénérés, ne sont plus de vrais testicules, ils me causent souvent de la douleur par une sorte d'impression qu'ils devraient rentrer dans le ventre et y rester.

Toutes les quatre semaines j'ai, pendant cinq jours, tous les signes de la menstruation comme une femme, au point de vue physique et intellectuel, à cette exception près que je ne saigne pas, tandis que j'éprouve une sensation comme s'il y avait écoulement de liquide et comme si les parties génitales et le bas-ventre étaient gonflés. C'est une période très agréable, surtout si, quelques jours après ces phénomènes, se manifeste le sentiment physiologique et le besoin d'accouplement avec toute la force dont il pénètre la femme à ces moments.

Je désire le coit d'une manière passive, en femme, et quelquefois avec la sensation d'éjaculation féminine ; je me sens alors toujours *accouplé et fatigué comme une femme.* Je dors mieux quand je mets une chemise de femme ; je me trouve très bien en pantalon de femme et en jupes (1) .»

____

(1) Krafft-Ebing. *loc. cit.*

Bien que vraisemblable, la thèse de Gley ne saurait être encore suffisamment prouvée par l'existence des troubles histologiques et la cause essentielle de l'uranisme n'appartient pas encore au domaine du connu.

Les recherches de Waldeyer et de Kolliker ont prouvé que, pendant les premières semaines de la vie intra-utérine les sexes étaient juxtaposés avec un développement et une importance égales. Ce n'est qu'au trentième jour de cette vie que l'hermaphrodisme cesse et que la différenciation sexuelle du sujet s'opère. L'un des organes sexuels grandit tandis que l'autre s'atrophie.

Supposons qu'au bout de six semaines les organes génitaux mâles se développent normalement tandis que le centre psycho-sexuel qui leur correspond en le cerveau. qui devra inciter l'être à procréer, soit féminin, nous aurons ce qu'on appelle un hermaphrodite psychique, c'est-à-dire un individu qui sera homme quant à son appareil génital et femme quant à son appétit sexuel.

Cet appétit sexuel féminin pourra exister chez tous les les hermaphrodites dont les troubles d'évolution, dont la dégénérescence se manifestent par des attributs sexuels qui ne sont pas normalement les leurs telle qu'une atrophie plus ou moins complète des organes génitaux (anorchidie, cryptorchidie, etc.), telle aussi que l'hypertrophie des mamelles (gynécomastie).

Il est des dégénérés qui deviendront uranistes par suite de l'impuissance fonctionnelle de leurs organes génitaux.

Cette impuissance peut survenir à la suite d'excès vénériens ou d'habitudes onanistiques ayant épuisé, pour ainsi dire toute la vitalité sexuelle de l'individu qui s'y soumet.

Les Scythes, peuple qui montait beaucoup à cheval, présentaient souvent cette impuissance. Hérodote parle de la « maladie des Scythes ». Les hommes qui étaient frappés de cette impuissance prenaient alors, paraît-il, des caractères efféminés, revêtaient des vêtements féminins, se conduisaient comme des femmes et se prêtaient à la sodomie.

Tous les peuples qui pratiquèrent avec excès le sport équestre présentèrent des cas analogues et les Tartares d'aujourd'hui, qui montent beaucoup à cheval et qui passent des journées entières en selle pour guerroyer et piller, ont, parmi eux, des individus frappés d'impuissance et manifestant une inversion de leur caractère, de leurs tendances sexuelles.

Sans aucun doute cette impuissance, remarquée chez les cavaliers, n'est due qu'aux nombreuses éjaculations causées par le mouvement imprimé au cavalier par le trot du cheval.

C'est la fréquence des éjaculations qui amène l'impuissance chez les onanistes et chez ceux-là aussi qui, trop abstinents, font de nombreuses pollutions nocturnes. Les onanistes, entichés de leurs pratiques solitaires, en viennent d'abord à un certain dégoût du coït qui va en s'accentuant et fait bientôt, de ces dégénérés, des invertis qui croient posséder du sexe contraire au leur, tous les attributs génitaux.

« Un instituteur, dit Krafft-Ebing, par suite de l'onanisme, en vint au dégoût du coït qui ne lui donnait plus de sensation voluptueuse. Il fut d'abord atteint d'une monomanie de la persécution. Puis, un jour, il protesta violemment contre l'appellation de « Monsieur », car, dit-il, il était femme. Il croit que des mamelles lui poussent. Il a entendu dire qu'il est une putain. Il a eu des rêves d'accouplement. Il rêva qu'on pratiquait le coït sur lui comme sur une femme. »

C'est par l'onanisme que les indiens de Pueblo forment leur mujerado. Chaque tribu a son mujerado qui sert aux actes de pédérastie dont le cérémonial de certaines fêtes religieuses se trouve compliqué. Celui-là sur lequel les indiens tombent d'accord, pour en faire leur mujerado, est soumis à des masturbations incessantes, puis élevé au milieu de femmes, orné de tous les bijoux dont se parent les femmes.

Les dégénérés inférieurs, tels que les imbéciles et les idiots, qui se livrent d'une façon quasi-automatique aux pratiques de l'onanisme, manifestent souvent de l'uranisme.

Les vieillards atteints de démence sénile, les paralytiques généraux au début de leur maladie, les épileptiques au cours de leurs crises manifestent fréquemment un uranisme qui conduit ces malheureux à des attentats dont les tribunaux s'occupent avec la clémence que leur conseillent les médecins.

Ces attentats sont commis alors que la conscience ne peut effectivement jouer son rôle, annihilée qu'elle est ou tout au moins impuissante qu'elle se trouve à empêcher l'impulsion de commander en maîtresse un acte anti-social.

Tarnowsky raconte qu'un jeune homme de 26 ans, de famille opulente, vivant avec une maîtresse, eut deux attaques d'épilepsie à la suite d'excès alcooliques. Un soir, après un repas largement arrosé, il se rend chez sa maîtresse. Celle-ci étant sortie, il se dirigea vers la chambre à coucher, puis entra dans une chambre voisine où dormait un garçon de quatorze ans. Il lui fait violence, le blesse au prépuce et à la main. Aux cris de la victime, la soubrette accourt. Abandonnant l'enfant, il renverse la soubrette et la viole, puis, sans se déshabiller il se couche et dort deux heures de suite. Au réveil, il n'a nul souvenir des actes accomplis. Il se souvient ensuite, mais vaguement du coït avec la bonne, et il ne parvient pas à se rappeler la souillure du petit garçon. Quelques jours plus tard, il eut un accès caractéristique d'épilepsie; grâce à Tarnowsky il n'y eut pas d'enquête judiciaire.

L'impuissance peut encore survenir à la suite d'un arrêt de développement des glandes génitales et éveiller également l'uranisme.

Il est des dégénérés qui, à l'âge de la puberté demeurent iufantils, ne s'enrichissent pas des attributs de la virilité. Les membres demeurent graciles ; l'habitus est celui d'un malingre ; la voix n'acquiert pas de rudesse ; le menton, la lèvre supérieure ne s'ombragent d'aucun poil ; le pubis, les aisselles demeurent sans toison. Le développement normal du sujet semble en somme avoir arrêté son cours naturel et physiologique.

Le moral de ce dégénéré pourra également manquer de virilité, de caractère. Cet homme n'aura donc rien d'un mâle. Il deviendra uraniste de lui-même, en obéissant à ses propres penchants, ou bien il demandera aux conditions sociales extérieures le *primum movens* qui ne saurait tarder à se manifester, vu l'extérieur efféminé du sujet.

La vie tumultueuse des cités qui sont, à elles seules, tout un monde assemblé, amenant bien vite la satiété, chez les oisifs prédisposés, tout en continuant à exciter leurs désirs sexuels, fera naître chez nombre de dégénérés des goûts uranistes. De même que l'appétit, que le goût, finissent par s'émousser chez les amateurs de bonne chère, qui peuvent se payer toutes leurs fantaisies gastronomiques et qui en sont venus à ne préférer aucun mets, les désirs sexuels demeurent sommeillants devant les ordinaires attraits de la femme et ne peuvent être réveillés que par des pratiques ou des spectacles dont les dégénérés oisifs ne sont pas encore repus, et qui les mènent à l'uranisme.

C'est par dégoût pour les habituels plaisirs vénériens que la haute société romaine, au temps des empereurs, se complaisait en des amours homosexuels et entretenait richement les éphèbes et les eunuques qui servaient à ses débauches. Ce dégoût n'était lui-même que le résultat des dévergondages et des abus qui blasaient vite les jeunes romains fortunés sur les modes naturels de l'amour.

En nos villes d'aujourd'hui, les débordements des uranistes, pour être moins étalés au grand jour, n'en sont pas moins nombreux De temps à autre éclatent des scandales qui montrent combien sont répandus les amours homosexuels et les uranistes.

Ce sont des scènes renouvelées de l'Antique, des spectacles où les éphèbes, habillés à la grecque, offrent leurs nudités et leurs formes harmonieuses aux regards contemplateurs, parmi les fleurs éparses et la fumée des parfums. Et ce n'est en somme que la reproduction souvent plus mièvre, moins esthétique, des spectacles anacréontiques dont aimaient se repaître les athéniens, grands artistes et les dégénérés qui s'enivraient en les orgies byzantines.

Toutefois les uranistes ne s'en tiennent pas toujours à ces exhibitions auxquelles l'art sert de prétexte. Ils se livrent quelquefois à des débauches, à des obscénités où les corps grisés d'alcools et de parfums, se vautrent en d'ignominieuses luxures.

Il n'est pas que la ville de Paris pour offrir de ces réunions. L'Allemagne, l'Angleterre, qui s'empressent d'appeler Paris, la Babylone moderne, ont aussi leurs réunions d'uranistes, et peut-être que la tolérance qu'on leur accorde, est une cause de la rareté des scandales de cette nature signalés au-delà de la Manche et du Rhin.

Londres eut son procès des petits télégraphistes qui fit assez de tapage. Elle nous envoie au surplus de ses sujets qui sont la cause, en notre capitale, des scandales dépravants qu'elle nous reproche. Quant à Berlin, écoutez ce qu'y vit Oscar Méténier au cours d'un récent voyage qu'il y fit.

« Devant mes yeux, écrit-il (1), tournoie une foule multi-

____

(1) Oscar Méténier. *Vertus et Vices allemands.* Paris 1904.

colore de quatre ou cinq cents personnes aux sons d'un orchestre dissimulé dans une tribune. Tous les danseurs sont travestis.

Il n'y a là strictement que des hommes dont la moitié sont costumés en femmes.

Des couples défilent devant moi ; je note, à leur passage, les principaux travestissements. Ce sont d'abord des Suisses et des Suissesses, des Napolitains et des Napolitaines, des chasseurs tyroliens et des tyroliennes, des dames du Moyen-Age, coiffées du hennin, des toreros et des senoritas, des petits marquis et des marquises Louis XV. Puis, en nombre plus considérable, des mignons Henri III, des jockeys aux culottes collantes, des incroyables, des bébés et des folies.

L'assemblée qui n'est pas bruyante, ne danse ni quadrilles, ni cake-walks, seulement des valses, des scottishs, des mazurkas et des polkas.

Les assistants costumés en femmes sont pour la plupart rasés. J'ai vu des toisons blondes descendre en cascades sur la blanche poitrine d'une merveilleuse ou d'une folie, largement décolletée. J'ai même vu une senorita espagnole à lunettes d'or et un bébé dissimuler derrière leurs éventails les larges balafres qui coupaient leurs joues droites, mais ce spectacle n'était comique que pour moi. Personne ne s'étonnait, personne ne riait.

Aux repos, quand entre deux danses l'orchestre se taisait, chaque « dame s'abandonnait » au bras de son cavalier, qui galamment, la conduisait au buffet ou à la table retenue. On eût pu se croire dans une réunion mondaine du faubourg Saint-Honoré.

Les réunions comme celle à laquelle j'assistais sont fréquentes à Berlin. Il y en a tous les mois, parfois plusieurs par mois, et pendant toute l'année.

La police donne des autorisations spéciales. Elle considère justement que puisqu'elle est impuissante à réfréner un vice qui a de si profondes racines, il est plus sage de l'endiguer.

C'est en somme un vice très bien porté sur les bords de la Sprée. Ne cite-t-on pas cette anecdote typique ? Un président de Police, nouvellement nommé, ne voulant pas croire qu'une passion aussi anormale pût trouver tant d'adeptes, on lui mit sous les yeux le fameux registre, et, quand il l'eut feuilleté longuement, le naïf président eut ce cri du cœur : « si cela continue, il sera bientôt déshonorant de ne pas en être ! Et dire qu'en Prusse, la pédérastie est prévue et punie par l'article 175 du Code Pénal ! »

Un docteur allemand, Hirsched, a mis en circulation une pétition aux corps législatifs pour obtenir l'abrogation de cet article qui ouvre la porte à toutes les tentatives de chantage. Cette pétition fut bientôt couverte de signatures par milliers, au nombre desquelles se trouvent celles des savants Virchow et Mommsen. Un « comité scientifique humanitaire » fut créé à seule fin de mener la chose à bien et qui a deux sièges sociaux : à Berlin et à Leipzig.

En Orient si ce n'est point le grand nombre des prostituées qui amènent les prédisposés au dégoût du coït, au mépris des femmes, c'est la polygamie qui mène à l'uranisme, L'amour homosexuel est fort répandu chez les peuples orientaux, chez les Musulmans. Chacun sait que les Arabes se livrent souvent à la pédérastie.

Si la trop grande fréquentation des femmes fait naître le dégoût pour leur commerce en l'esprit de certains dégénérés, la peur des maladies vénériennes qui éloigne quelques timorés de tout rapport sexuel fait aussi facilement naître les penchants uranistes.

Les abstinents en viennent aux pratiques solitaires, à un onanisme qui les déprime, qui leur occasionne une neurasthénie très grave. Des troubles nerveux et mentaux sur-

gissent qui vicient l'appétit sexuel et le déforment quant
à son objet. Il peut même y avoir des hallucinations audi-
tives et génitales comme en l'observation suivante :

Un domestique agricole, s'étant condamné à l'abstinence, devint
neurasthénique. Il avait alors des pollutions diurnes. Il fut très
déprimé et finit par contracter une neurasthénie générale. Depuis
un an il lui sembla avoir une grande pelote à la place de ses parties
génitales ; ensuite il se figura que son pénis et son scrotum lui
manquaient et que ses parties génitales s'étaient **transformées en
parties génitales féminines. Il sentait des mamelles lui pousser.**

Les passants dans la rue lui semblaient tenir des propos comme
ceux-ci : « Voyez donc cette vieille garce, cette vieille drôlesse ! ».
Dans son sommeil accompagné de rêves, il avait la sensation d'un
homme qui accomplissait le coït sur lui, devenu femme. Il avait de
l'éjaculation avec un vif sentiment de volupté. (Krafft-Ebing).

C'est le dégoût du coït et celui de la femme qui incitent
tant de malades, atteints de syphilis, de blennorragie, de
cystite, de goutte militaire, à s'adonner aux pratiques
uranistes.

Ils semblent nourrir, tous ces infortunés combattants
des luttes amoureuses qu'a frappés Vénus, une haine
implacable à l'être qui les a dotés d'un mal incurable.
Comme ils sont hantés de leurs maux, de leur avarie !
Leur santé morale est altérée autant que leur santé physique, et les circonstances aidant, ils deviennent bientôt
du bataillon des uranistes pour qui les infatués d'une bonne
santé croient ne jamais nourrir une trop vive aversion.

C'est ainsi qu'Henri III, après avoir été frappé par la
syphilis à Venise, se jeta avec tant d'emportement, dans
l'amour des Mignons qui, devant l'Histoire, cette prude et
vieille fille, caractériseront scandaleusement sa cour.

Si l'abondance des femmes amène pour celles-ci, en les
cités, chez les peuples polygames, la satiété et même une in-

vincible répulsion, par contre, la pénurie des femmes peut obliger les hommes à tourner vers leurs semblables la flamme qui ne demanderait qu'à se consumer pour une femme.

Les amours homosexuels sont fréquemment observés dans les pénitenciers, dans les casernes, dans les colonnes d'expédition, dans les hôpitaux, dans les collèges, en un mot dans tous les lieux où ne se trouvent rassemblés que des hommes.

Flaubert, dans Salambô, dit en parlant des soldats d'Hamilcar :

« Le camp remplaçait la patrie ; vivant sans famille, ils reportaient sur un compagnon leur besoin de tendresse et l'on s'endormait côte à côte sous le même manteau, à la clarté des étoiles. Il s'était formé d'étranges amours, unions obscènes, aussi sérieuses que des mariages, où le plus fort défendait le plus jeune au milieu des batailles, l'aidait à franchir les précipices, épongeait sur son front la sueur des fièvres, volait pour lui de la nourriture, et l'autre, enfant ramassé au bord d'une route, puis devenu mercenaire, payait ce dévouement par mille soins délicats et des complaisances d'épouse. »

Sous l'effet d'aussi détestables milieux que ceux où se trouvent claustrés des hommes par centaines et par milliers, les dégénérés ayant quelque tendance pour l'uranisme verront se dessiner en eux des penchants qu'ils n'auraient jamais vu naître, s'ils avaient vécu entourés d'une collectivité où les femmes n'auraient pas manqué.

Comme pour toutes les déformations de l'instinct génital que nous avons jusqu'alors étudiées. l'uranisme peut donc être causé par la trop grande abondance des femmes, par les excès vénériens ou bien par le manque de femmes et par l'abstinence absolue.

Toutefois devons-nous tirer de cette constatation un

salutaire enseignement pour le traitement préventif de l'uranisme, le seul possible et qui partant nous importe. On évitera de laisser au sein de collectivités exclusivement masculines et à l'âge où s'éveille l'appétit génésique. les jeunes individus qu'on laisse en des collèges pendant de longues années. Il s'agit, la plupart du temps, de jeunes énergies dont les parents ont dépensé une grande activité cérébrale, qui sont des fatigués moraux et physiques. Leur terrain hérite plutôt des tares que des qualités de robustesse ; si on les soumet à une claustration qui les oblige à la contrainte et à la privation, jusqu'à un âge relativement avancé, on ne parvient, comme le disait déjà Buffon, « qu'à mettre la nature en désordre et non pas à l'éteindre ».

Si nous voulions résumer les causes principales de l'uranisme, nous dirions avec Bordeu, quand sur ce sujet l'interrogeait Mlle de Lespinasse, que l'amour homosexuel des dégénérés uranistes est l'effet « d'une pauvreté d'organisation chez les jeunes gens ; de la corruption de la tête chez les vieillards, de l'attrait de la Beauté dans Athènes, de la disette des femmes dans Rome, de la crainte de la vérole à Paris ».

De même qu'on a voulu voir en les sadistes des fétichistes du sang, on a cru que certains uranistes n'étaient que des fétichistes des fesses. Nous ne partageons pas du tout cette manière de considérer ceux-là d'entre les uranistes qui ont recours à la sodomie, aux pratiques pédérastiques pour apaiser la flamme maladive de leur instinct génital.

Sans doute il peut y avoir fétichisme chez des uranistes et même fétichisme des fesses, des formes postérieures saillantes et rebondies, mais ce fétichisme est secondaire, il n'existe que parce que les uranistes sont portés à assouvir leur amour, leur faim génésique avec d'autres hommes. Et même, parmi les uranistes pédérastes, ce fétichisme ne saurait exister chez ceux-là qui préfèrent, et ils sont les plus nombreux, jouer, en le coït extra-naturel, un rôle passif.

S'il est vrai de dire, avec Tarnowsky, que des uranistes sont surtout attirés par la vue des fesses plantureuses et de l'anus, cela n'est donc vrai que pour un fort petit nombre d'uranistes et même pour ces derniers le fétichisme n'est qu'une conséquence de leur inversion.

« Dès ma plus tendre enfance, disait un uraniste à Krafft-Ebing, je me trouvais toujours dans la compagnie des petites filles avec lesquelles je sympathisais plus qu'avec les garçons. Déjà à l'âge de douze à treize ans, j'éprouvais des serrements de cœur étranges à la vue de l'uniforme collant d'un joli militaire, j'étais capable de suivre pendant des heures un homme vigoureusement bâti, avec des fesses bien développées et plantureuses, et je me grisais à cet aspect. »

Comme nous faisons de l'uranisme un syndrôme épisodique de dégénérescence mentale, suivant en cela les opinions de Magnan, nous ne croyons pas à l'uranisme *acquis*.

Et cependant, dira-t-on, il ne manque pas de milieux qui semblent faire naître l'uranisme chez des individus qui, jusqu'alors, avaient à tous paru suffisamment équilibrés pour être regardés comme des êtres normaux.

La notion de dégénérescence est si récente encore qu'on la croit comprendre, qu'on ne cherche pas à la définir nettement. C'est la cause unique de ces malentendus.

Les milieux dont nous avons nous-même parlé plus haut, à la toute-puissance desquels nous croyons, sont incapables de faire naître l'inversion chez des individus normaux.

Pour devenir des invertis, sous l'effet de la disette des femmes, des actes génitaux, des maladies vénériennes ou de la claustration, il a fallu une prédisposition. Or, nous l'avons dit en notre premier chapitre, c'est en cette prédisposition que nous voyons la dégénérescence.

Le déséquilibre n'est pas toujours apparent, dès la naissance de l'individu, il demeure latent, pendant un laps de temps plus ou moins long, et se fait jour sous l'effet de causes qui peuvent assumer, devant certains esprits, toute la responsabilité du dommage, et qui ne sont, en réalité, qu'occasionnelles et secondaires.

Un certain équilibre peut exister au début de la vie du dégénéré, mais c'est un équilibre fragile à l'excès que le moindre contact contaminant ébranlera à jamais. Si l'on veut distinguer entre la dégénérescence nettement apparente dès la naissance et celle qui ne se montre que plus tard, sous l'effet de causes déterminantes multiples, on peut dire que la première est *congénitale* et que la seconde est *retardée*.

Et cette conception, en outre qu'elle est en complet accord avec les thèses récentes sur le transformisme et avec les doctrines sur l'évolution, justifie pleinement le traitement préventif et social que nous préconisons plus haut comme le seul agent ayant quelque valeur curative réelle.

Chez tous les dégénérés dont jusqu'alors nous avons étudié les anomalies sexuelles, chez les sadistes, les masochistes, les fétichistes, les érotiques, nous avons toujours trouvé comme stigmates indélébiles et symptomatiques l'impulsion et l'obsession.

Non moins fortes, non moins tyranniques que celles des autres pervertis de l'amour, sont les impulsions et les obsessions qui commandent aux pensées et aux actes des uranistes. Pour ceux-ci, tout le domaine psychique appartient aux obsessions de nature homosexuelle, la conscience ne peut rien faire contre elles et demeure complètement aboulique. Le dégénéré n'est plus qu'un jouet pour qui toute entrave apportée à la réalisation de ses désirs d'amour uraniste est une source de peine atroce, de douleur aiguë.

Les uranistes ressentent le besoin irrésistible de se donner à des hommes, ils sacrifieraient tout, fortune, honneur, famille, pour satisfaire leurs penchants.

La conséquence qui s'impose à l'esprit de tout juge, chez qui les préjugés n'ont point tué l'impartialité, est la diminution ou même la complète absence de responsabilité chez les malheureux qui sont aveuglément soumis à de tels emportements.

Evidemment nous ne dirons pas avec Numa Numantius qu'on doit laisser les uranistes contracter des mariages entre eux, nous ne répéterons pas non plus, avec Marx, qu'on « n'a pas le droit d'empêcher les uranistes d'être heureux selon leurs instincts », mais nous réclamerons pour ces infortunés, qui ne doivent qu'à leur naissance l'horrible étendue de leurs maux, un peu de cette humaine pitié à laquelle nous incitent une science approfondie et une philosophie libérée,

Ce n'est pas à la prison qu'il faut envoyer ces malheureux, mais au médecin qui par un traitement moral approprié, essayera de rendre à l'amour héterosexuel les penchants qui sont de son domaine. Sans doute ce traitement sera souvent inefficace car, nous l'avons dit, les dégénérés sont, par définition, inaméliorables, mais si la Société a le droit de se préserver contre ceux-là de ses membres dont l'exemple pourrait être un coefficient nocif pour les prédisposés dont l'équilibre s'ébranlerait au moindre choc, elle n'a pas le droit de les punir, de les condamner à quelques mois d'emprisonnement et de les rendre ensuite à la liberté, c'est-à-dire à leur esclavage.

*
* *

Si les uranistes ont leur amour vicié quant à son objet, s'ils aiment un homme au lieu de désirer le coït avec une femme, ils n'en sont pas moins soumis à tous les degrés de l'amour et celui-ci pour accéder au spasme voluptueux, cheminera par la même voie physiologique que l'amour homosexuel. L'érection et l'éjaculation avec sensation voluptueuse seront donc connues dans le commerce avec un homme, comme s'il s'agissait d'un coït normal effectué avec le concours d'une femme.

Pour accéder à la jouissance, les dégénérés atteints d'uranisme ont recours à différentes pratiques qu'il nous faut signaler succintement.

On a donné le nom de pédérastie à celle qui consiste à opérer le coït par la voie rectale. Ceux-là d'entre les uranistes qui la préfèrent et qui s'y livrent habituellement méritent donc seuls le nom de pédérastes. Nous soulignons cette différence entre la pédérastie et l'uranisme parce que souvent, en le public qui est excusable d'ignorer et même parmi les médecins qui sont coupables de ne pas savoir, on les considère comme synonymes. La pédérastie n'est que l'une des pratiques auxquelles ont recours les uranistes ; les pédérastes ne sont pas tous les invertis, ils n'en sont qu'une catégorie, et non la plus nombreuse.

Dans les accouplements pédérastiques le rôle passif est toujours celui que préfèrent les uranistes. A priori la chose était supposable. Les uranistes ont les tendances de la femme ; ils veulent être possédés, ils s'assignent donc le rôle passif.

De nombreux pédérastes ont témoigné, dès leur jeune âge, quels seraient plus tard leurs goûts en s'introduisant par l'anus les objets les plus divers : flacons, billes de billard, bâtons, etc. Il leur arrive même de conserver très tard ces habitudes d'automasturbation rectale.

Le rectum soumis à l'introduction d'objets aussi divers ou aux pratiques sodomistes portera l'empreinte fonctionnelle du rôle qu'on lui fait jouer. Il sera déformé, comme le montra Tardieu, avec un luxe de détails qu'excusait la haute science médico-légale de ce savant et que nous ne pouvons qu'ébaucher pour ne répondre qu'au seul but que nous avons assigné à notre étude.

« B., cordonnier, âgé de 40 ans environ, fut arrêté au mois de juillet, dit Tardieu, dans un groupe où l'on jouait à la main chaude et où ses gestes indécents l'avaient fait remarquer.

Avant de se soumettre à mon examen, cet homme me prévient que je ne trouverai pas « son derrière fait comme celui des autres », parce qu'il avait été anciennement opéré pour des tumeurs hémorroïdaires.

L'ayant fait se déshabiller complètement, nous avons constaté que la région de l'anus offrait une disposition non moins significative. Après avoir écarté les masses musculaires qui forment les fesses, on découvrait une sorte de cavité large et profonde, au fond de laquelle s'ouvrait l'orifice anal. L'ouverture de l'anus était elle-même considérablement agrandie dans le sens longitudinal ».

En le rapport suivant, également dû à la rédaction consciencieuse de Tardieu, nous trouvons non seulement des altérations locales, mais encore des troubles généraux apportés dans l'économie tout entière d'une femme qui avait été sodomisée de nombreuses fois par son mari.

J'ai été appelé le 15 janvier à visiter la femme Levêque, âgée de 18 ans, mariée depuis cinq mois à un homme qui lui a fait subir tous les mauvais traitements et qui, dès le premier jour, a abusé d'elle de toutes les manières.

Cette jeune femme qui, sans être très vigoureuse, ne parait pas d'une mauvaise constitution, est en ce moment dans un état de faiblesse et de marasme qui atteste une longue et profonde souffrance. Les fonctions digestives ont été gravement troublées, une diarrhée très rebelle a duré jusqu'à ces derniers jours, mais a cessé aujourd'hui.

Les parties sexuelles ne sont le siège d'aucune lésion particulière. Nous remarquons seulement un écoulement abondant de flueurs blanches. Quant aux attentats ils ont laissé des traces manifestes.

Le périnée est large et plat, d'autant plus que la maigreur est extrême. D'où il résulte que l'anus, dont les plis sont complètement effacés, n'est pas déprimé, mais constitue un trou arrondi, régulier, béant au milieu du périnée.

Les deux anneaux contractiles du sphincter qui ferme l'orifice anal sont relachés à tel point que les matières ne peuvent pas être complètement retenues et que la dilatation en est pour ainsi dire permanente.

Le dégénéré représentant, par ses tendances, quelque type atavique, certains uranistes seront portés à une pédérastie active, tout comme nous venons de voir un époux qui sodomisait sa femme. Le coït *more canum*, c'est-à-dire exécuté comme par des chiens, est une pratique ancestrale à laquelle ont recours certains dégénérés.

Ceux qui essayent de réaliser un pareil coït avec des hommes, sont-ils forcément des uranistes ? Nous ne le croyons pas. Ce qui domine chez ces dégénérés c'est la tendance à réaliser un coït *more canum*. Cette tendance engendre forcément un fétichisme des fesses et le désir d'un coït rectal. Il n'y a pas chez ces malades, dont on n'a pas encore jusqu'ici souligné scrupuleusement les penchants, l'inversion des appétits sexuels qui, chez les dégénérés uranistes, précède toute pratique.

Et l'observation des faits donne raison à cette manière de voir. La plupart de ceux qui se livrent à la pédérastie active ont, en effet, de fréquents rapports avec des femmes, rapports normaux ou, tout au moins, rapports tels que la volupté s'en suit. Or, l'uraniste, vraiment digne de ce nom, ne saurait trouver quelque excitation, quelque plaisir au contact d'une femme.

L'uranisme des pédérastes actifs n'est donc qu'apparent. Ce qui amène ces dégénérés à de telles pratiques, c'est la réapparition chez eux du désir d'accomplir le coït comme aux âges préhistoriques devaient l'accomplir les ancêtres de l'homme et l'homme lui-même.

De même que les uranistes, qui se prêtent au coït rectal, portent sur leur anus et sur leur rectum, les stigmates des offices contre-nature qu'ils offrent volontiers, de même ces dégénérés, qui forcent leur verge à vaincre la contraction des anneaux sphinctériens, font subir à leur membre viril d'assez nettes déformations pour que d'un seul coup d'œil, puissent les apercevoir les spécialistes de la médecine légale.

Tardieu dit que les dimensions du pénis, chez les individus qui se livrent activement à la pédérastie, sont ordinairement très grêles. Le pénis va en s'amincissant considérablement, depuis la base jusqu'à l'extrémité qui est très effilée et rappelle la verge des chiens.

Le coït rectal, contrairement à ce que pensent la tourbe cancanière et les médecins ignares, n'est pas la pratique la plus répandue parmi les uranistes. De nombreux procédés sont employés par les invertis pour accéder aux spasmes voluptueux. Le plus fréquemment choisi est, sans contredit, le coït buccal.

En cette manœuvre, comme en celles de la pédérastie, l'uraniste se réserve encore un rôle passif. C'est lui qui offre sa bouche en réceptacle et qui attend d'y recevoir la liqueur séminale de l'amant, pour que naisse en lui la volupté. Tardieu a signalé la conformation particulière que peut offrir la bouche des individus qui se prêtent à ces abjectes complaisances. Leur bouche est de travers, les dents sont très courtes, les lèvres épaisses, renversées, déformées, complètement en rapport avec l'acte auquel elles servent. Il faut ajouter à cela que leur haleine est repoussante. Déjà au temps de la Rome païenne, on connaissait la mauvaise odeur qu'avait la bouche du « *fellator* ».

A côté des cavités comme la bouche et le rectum que peuvent offrir les uranistes au membre viril de leurs amants masculins, pour le coït homosexuel, il faut encore citer le creux auxiliaire c'est-à-dire l'aisselle et le réceptable que forment les cuisses légèrement rapprochées l'une de l'autre.

Enfin, comme manœuvre élémentaire et sans grande signification pathologique, il faut, en dernier lieu, parler de la masturbation mutuelle, simultanée ou à tour de rôle. Il y a même des uranistes qui ont recours aux pratiques solitaires et qui s'onanisent en tenant dans la main des dessins représentant des organes génitaux mâles ou bien en regardant dans une glace l'image de leurs propres organes.

En l'observation suivante, publiée par Moll, on trouvera les différentes phases que suivit successivement l'amour d'un uraniste, jusqu'au moment où le simple contact d'un corps masculin suffit pour faire naître une éjaculation. Une telle facilité d'éjaculation est elle-même un effet, nous l'avons vu déjà, du terrain de la dégénérescence.

X... âgé de 50 ans, artiste bien connu, fait remonter ses habitudes à sa plus tendre enfance. Les premières idées d'ordre sexuel lui vinrent à l'âge de 10 ou 11 ans : un jeune homme lui prit la main et la mit d'abord dans son pantalon et ensuite sur ses parties génitales. L'attouchement des organes génitaux ou des poils de ce jeune homme, même leur simple contemplation, provoquait chez lui une sensation voluptueuse.

Plus tard, il éprouvait le désir constant de regarder les organes génitaux des hommes, sans toutefois se rendre bien compte de ses sensations. Lorsqu'il devint plus grand, le contact avec le corps d'un homme provoquait chez lui des sensations agréables, mais n'éveillait pas encore d'autres idées. Plus tard il aima à presser ses joues contre les joues de ses camarades et, quelque temps après à se coucher sur le corps de l'un d'eux.

Il resta ainsi jusqu'à l'âge de vingt-six ans sans faire autre chose et sans penser que ces attouchements pouvaient provoquer chez lui l'éjaculation. Ce n'est que vers cette époque que, se trouvant couché dans le même lit qu'un de ses amis, il eut une éjaculation suivie de sensations voluptueuses en appliquant son corps et son membre viril contre le corps de son ami (1).

*
* *

Les uranistes sont fort nombreux. L'histoire, les civilisations les ont toujours connus. Les dégénérés furent de tous les temps, de toutes les espèces.

Ils furent plus nombreux cependant aux siècles de vie intense, de labeurs anémiants, de plaisirs cachectisant les corps et émoussant les facultés. En les tourbillons où la lutte pour la vie fut atroce, aveugle, formidable, les vaincus tombèrent par milliers, par millions. Ils furent ou engendrèrent des dégénérés. Parmi eux se trouvèrent des uranistes.

L'uranisme était connu des Hébreux comme en témoigne la Genèse (Ch. XIX). Sodome et Gomorrhe furent détruites, dit l'Ancien Testament, par le feu du ciel parce que l'amour uraniste qui y était florissant, offensait gravement le Seigneur. De plus Moïse, en ses préceptes, recommande aux enfants d'Israël : « La femme ne portera pas l'habit d'un homme, ni l'homme ne se vêtira point d'un habit de femme, car quiconque fait de telles choses, est en abomination à l'Eternel » (2).

---

(1) Moll. *Inversion sexuelle.*
(2) Deutéronome Ch. XXII. v. 5.

Et l'Eternel, parlant à Moïse pour dicter ses lois à son peuple, lui disait : « Tu n'auras pas la compagnie d'un mâle : c'est une abomination (1) ». Et plus loin : « Quand un homme aura eu la compagnie d'un mâle, ils auront tous deux fait une chose abominable ; on les fera mourir de mort, leur sang est sur eux ». (2).

Les uranistes se rencontraient aussi en Phénicie, à Chypre, chez les Scythes, dans l'île de Crête. Les Celtes, les Germains, les Gaulois pour être moins viciés par une civilisation qui faisait de la volupté son principal objet, connaissaient cependant l'amour homosexuel et comptaient parmi eux des uranistes.

La Grèce vit l'uranisme croître sous son ciel avec une vigueur qui lui donna presque le droit de cité. Les éphèbes étaient, de ce peuple tant soucieux de la beauté plastique, chéris, adulés, ornés de bijoux, couverts de parfums et d'étoffes précieuses, couronnés de roses, de myrthes, chantés par les poètes, aussi bien que les courtisanes dont on se faisait une opinion bien supérieure à celle que méritent les prostituées de nos jours.

Ce petit peuple qui vivait en un site enchanteur, qui chérissait son idéal esthétique, qui ignorait les laideurs, qui détruisait la difformité au fur et à mesure qu'elle apparaissait, ces peuplades, ces bourgades qui suffisamment créèrent de beauté pour nous ravir encore après vingt cinq siècles et plus, ces dévôts du verbe chanté, de la ligne harmonieuse, pouvaient-ils ne pas aimer les corps souples, les chevelures ondoyantes, la chair marmoréenne des éphèbes élevés pour la lascivité et la griserie des abandons ou des causeries ?

Peut-être beaucoup d'entre les Grecs s'en tinrent-ils à

. (1) Lévitique Ch. XVIII. v. 22
  (2)   id.   Ch. XX. v. 13.

cette vénération de la beauté physique des adolescents. Certains d'entre eux pourtant et non des moins bien considérés, des philosophes, des poètes, des soldats, se servirent des jeunes hommes comme de femmes, recherchèrent la volupté sexuelle en leur compagnie, se conduisirent en vrais uranistes. Des dialogues de Platon témoignent en faveur de cette assertion, entre autres celui intitulé : Lysis ou de l'Amitié.

Selon Eschine l'état prélevait en Grèce, un impôt sur les jeunes gens qui se prostituaient pour de l'argent.

Plutarque donnait comme origine de l'amour des garçons l'habitude prise, en les jeux, de se dépouiller de tout vêtement pour mieux se livrer à la lutte. « Ce n'est que depuis que les jeunes gens ont commencé à se dépouiller et à se mettre nus pour les exercices, écrit cet auteur, que l'amour des mâles s'est glissé en les endroits où la jeunesse s'exerce à la lutte ».

A Rome, l'uranisme ne fut pas non plus un travers inconnu, une pratique délaissée. Suétone nous a rapporté les noms des amants des Césars. C'est ainsi qu'il nous parle de la liaison qu'eut avec Nicomède, Jules César que Curion le père appela, dans un de ses discours « le mari de toutes les femmes et la femme de tous les maris ».

Les eunuques, les esclaves étaient souvent entretenus richement par des praticiens ou des généraux pour les pratiques uranistes. Tibère avait parsemé son île de Caprée de jeunes hommes et de rudes athlètes qu'il faisait s'accoupler devant lui, au milieu des bosquets, pour aviver ses sens qu'alourdissait une vie fainéante et trop débordante de passions assouvies.

Lorsqu'il adressa aux Romains sa première épître, Saint Paul écrivit « Dieu les a livrés aux convoitises de leurs propres cœurs ; de sorte qu'ils se sont abandonnés à l'impureté, déshonorant entre eux-mêmes leurs propres corps. Dieu les a livrés à leurs affections infâmes, car même les femmes, parmi eux, ont changé l'usage naturel en celui qui est contre nature, et les hommes, laissant l'usage naturel de la femme, se sont embrasés en leur convoitise l'un envers l'autre, commettant, homme avec homme, des choses infâmes, et recevant en eux-mêmes la récompense de leur égarement » (1).

Pendant tout le Moyen-Age, les dégénérés uranistes étonnèrent le monde de leurs pratiques tenues secrètes. L'amour homosexuel était très répandu, ses partisans fort nombreux étaient toutefois obligés de se cacher pour éviter la peine fatale qu'avait édictée contre eux Charlemagne.

Les couvents avec leur promiscuité mâle trop excessive, la vie des manoirs où se tenait claustré tout un monde hétéroclite composé de dames oisives, de guerriers brutaux, de pages mignons, étaient de bons cœfficients pour le développement des penchants uranistes chez les prédisposés.

Aussi l'abbé de Clairvaux croyait-il bon d'écrire au pape Alexandre III en 1177 : « l'antique Sodome renaît de ses cendres ».

Dans les temps modernes le *non conformisme en amour*, comme on appela alors l'amour inverti, le péché philosophique, eut ses adeptes en nombre tellement grand que la Cour de France, que celles des capitales d'Europe en furent infestés, et que chaque jour les « mouches » de la lieutenance générale arrêtaient quelques couples de mâles amoureux, en les jardins de Paris, au Luxembourg principalement.

Henri III eut ses mignons, avec lesquels il cohabita ouvertement ; Versailles connut les liaisons homosexuelles et le Régent s'en vanta.

---

(1) Saint-Paul. *Epitre aux Romains* Ch. I v. 24 et 29.

Aujourd'hui le nombre des uranistes n'a guère diminué. Numa Numantius prétend que la proportion dans laquelle ils sont répandus est énorme. On ne saurait croire, sans examen préalable, ce que peut assurer sur ce point, un tel apôtre des revendications uranistes.

Toutefois devons-nous penser, vu la grande quantité des dégénérés qu'enfante l'actuelle vie de nos cités, de nos usines, de nos casernes, que les uranistes sont nombreux et qu'on ne les rencontre pas seulement parmi la riche clientèle des lupanars ou des maisons d'orgie, mais encore et surtout parmi les rangs du peuple qu'a broyé une incessante et inexorable activité.

Malgré tout, nous ne pouvons admettre qu'il faille redire, avec Alfred de Vigny, que

> Bientôt, se retirant dans un hideux royaume
> La femme aura Gomorrhe et l'homme aura Sodome :
> Et se jetant de loin des regards irrités,
> Les deux sexes mourront chacun de leur côté.

Les grandes villes ont toutes une population de dégénérés uranistes. Paris ne saurait être regardé comme la mieux partagée.

A Naples, sur la via Toledo, des jeunes gens s'offrent à l'étranger. En les villes de Sicile, dans les rues de Palerme, des entremetteurs vous offrent un « bellissimo ragazzo » quand on leur refuse les femmes qu'ils vous proposent.

Quand on arrive à Saïgon, disait un officier de marine, on cherche une annamite pour se consoler du veuvage qu'il fallut vivre pendant de longues nuits entre le ciel et l'onde. Or, dans ce pays, il est difficile à un étranger de distinguer un homme d'une femme, dans la rue : ils s'habillent de même et se ressemblent en tout. On ignore le sexe de l'être qu'on suit et l'on s'invertit presque par la force des choses.

Déjà, au cours de ce chapitre nous nous sommes élevés contre la manie qu'ont certains anglais ou allemands d'une hypocrite pruderie et d'un insipide orgueil, de vouloir regarder l'uranisme comme ne se rencontrant que chez des dégénérés de la France. Voyez ce qu'écrivait déjà Madame, femme de Gaston l'inverti, belle-sœur de Louis XIV et mère du Régent.

« Vous croyez donc, chère Amélie, disait-elle, qu'il n'y a pas un grand nombre de mauvais garnements qui ont la même inclinaison que les Français ! Si vous croyez cela, vous vous trompez fort. Les Anglais sont tout aussi acharnés et ne se conduisent pas mieux. Vous me faites rire aussi de vous imaginer que ce péché ne se commet pas en Allemagne. Croyez-moi, les Allemands s'entendent bien aussi à cet art-là. Charles Louis m'a raconté aussi que toute l'Autriche était infestée de semblables vices ».

Plus récemment encore, en 1855, à Lucknow, il y avait au moins cent maisons de prostitution exclusivement pédérastique. Dans cette ville, une rue était occupée par des eunuques se livrant à ces pratiques. Avant l'occupation anglaise, le vol des enfants se pratiquait sur tous les points de l'Inde pour cette Sodome.

De nos jours enfin, il n'est de ville qui ne possède en son sein quelque malheureux que la cité dégénéra en broyant les parents dans des établissements sans air ni lumière ou bien encore, mais plus rarement, en ruinant leurs organismes au moyen d'alcools et d'excès vénériens. Ces dégénérés atteints d'uranisme ont une allure qui les fait aisément reconnaître d'un œil exercé.

« Les cheveux frisés, le teint fardé, le col découvert, la poitrine chargée de bijoux, toute leur personne exhalant l'odeur des parfums les plus pénétrants et dans la main un mouchoir, des fleurs ou quelque travail d'aiguille ». Tel est l'immortel et clinique tableau qu'en a tracé Tardieu, qui laissa sur tout le côté médico-légal de l'uranisme de si importants travaux.

Tout le monde se rappelle avoir rencontré, sur les avenues très fréquentées, de ces jeunes gens aux allures peu masculines, à la mise d'une élégance affectée. Ils étonnent par leurs manières efféminées. Le fait est qu'ils sont fort peu du sexe mâle, qu'ils n'en ont ni les goûts, ni les penchants, ni les préoccupations, ni les amours. Ce sont des femmelettes. Ce sont des uranistes, des dégénérés.

Ils ne s'arrêtent pas à regarder quelque joli minois, quelque mise excitante, quelque courtisane en train de semer ses aiguillons et ses parfums, ils se plaisent davantage à lorgner les hommes d'épaisse musculature ou les jeunes garçons, éphèbes au regard éveillé pour ces sortes d'appels et d'appétits.

Ils s'arrêtent aux vitrines où les chiffons soyeux, les chemises ornées de dentelles, le linge froufroutant de la femme s'entasse en un beau désordre qui est un effet de l'art que possèdent à merveille les metteurs en scène de nos étalages parisiens. Ce sont des femmes, vous dis-je, qui possèdent du sexe féminin les appétits insatiables, les défauts et parfois les vices ou les tares.

C'est ainsi qu'ils affectent aller le cou nu ou fortement dénudé et qu'ils sont portés à exhiber le plus possible de leur nudité. Et pourtant elle laisse souvent à désirer quant à sa propreté, cette nudité masculine tant avide de s'offrir aux regards. Elle est souvent sale, repoussante, crasseuse, infecte, et d'une odeur si empuantie de sueur que les parfums les plus capiteux sont incapables d'en neutraliser les effarants effets. Une étoffe soyeuse, un caleçon mauve ou de quelque autre couleur agréable, noir ou rose, qu'ornent les rubans, la soie et les faveurs, cache souvent une peau que les bains commandés par la plus élémentaire hygiène

n'ont pas nettoyée, et c'est là encore un signe de la dégénérescence mentale de ces individus.

En leurs pratiques journalières, les uranistes font cotoyer
les plus mesquines préoccupations, les plus éthérés et les
plus platoniques langages, avec les plus écœurantes habitudes. C'est ainsi qu'un dégénéré de notre connaissance,
uraniste et musicien, quittait l'extase que lui donnait une
sonate de Beethoven pour s'en aller uriner sur l'évier de la
cuisine, et cela très consciemment, d'une façon très voulue
et non pas sous le coup du charme hypnotique qu'aurait
pu lui produire son admiration pour Beethoven.

Tel est leur penchant pour l'accoutrement et pour les
minauderies, dont la femme sait se faire de tout puissants
attraits, qu'ils s'habillent fort souvent en femmes, comme
nous l'avons vu, pour le bal berlinois dont Oscar Méténier
nous a rapporté un si vivant tableau, et qu'ils se réunissent
en certains lieux, pour se livrer, ainsi que des dames en
visite, aux papotages, aux cancans, aux travaux féminins
tels que la tapisserie, la peinture ou la musique.

Il en est même, les rapports de la police en témoignent,
qui osent, aux heures crépusculaires, se glisser, ainsi
accoutrées en femmes, le long des ruelles peu fréquentées,
pour solliciter les faveurs des hommes, tout comme de
viles et sordides prostituées. D'autres profitent des ébats
licencieux du Carnaval ou de la Mi-Carême, pour s'habiller
en femmes, se faire suivre comme telles, prétexter leurs
époques menstruelles pour expliquer aux hommes qui les
sollicitent l'impossibilité du coït et se prêter alors aux
plus abjectes pratiques pour contenter leurs solliciteurs,
trompés par leur mise.

Le recrutement des dégénérés atteints d'uranisme se fait
d'une façon presque fatale. Le regard d'un homme les
séduit comme il séduit la femme en le corps de laquelle
l'amour s'est éveillé. Voici comment un uraniste racontait

à Krafft-Ebing la séduction qu'avait opérée sur lui un père capucin.

Quand j'eus atteint l'âge de 25 ans, il arriva un jour qu'un ancien capucin me fixa du regard. Il devint pour moi comme un Méphisto. Enfin il m'adressa la parole. Aujourd'hui encore, en y pensant, je crois sentir les battements préciptés de mon cœur ; j'étais près de m'évanouir. Il me donna rendez-vous pour le soir, dans un restaurant. J'y allai ; le capucin me persuada, m'emmena dans sa chambre, car c'est à peine si je pouvais marcher, tellement mon émotion était grande. Mon séducteur me fit asseoir sur le canapé, me fixant en souriant de ses beaux yeux noirs ; je perdis connaissance... Il me faudrait beaucoup écrire pour pouvoir donner une idée approximative de cette volupté, de ces joies divines et idéales qui remplissaient toute mon âme. (1)

Les uranistes prétendent reconnaître avec beaucoup de facilité une *âme sœur*, un *vrai*. Que ce soit à leurs regards, à un signe de la bouche ou du doigt (comme autrefois chez les romains), toujours est-il que les uranistes s'acoquinent avec beaucoup de facilité. Ils se reconnaissent. Ils ont leurs lieux de promenade favoris. Jadis c'étaient les jardins, à présent ce sont les grands boulevards de la Capitale, cette fournaise du vice et de la canaille ; ce fut toujours à l'entour des vespasiennes.

C'est par centaines qu'on pouvait compter les gens qui venaient, à une certaine époque, aux water-closets des Halles, pour chercher aventure. La police avait opéré, en un mois, deux cents arrestations auxquelles on avait donné la plus grande publicité possible. Les arrestations commençaient chaque soir à 9 heures. A minuit les pédérastes étaient aussi nombreux qu'à 9 heures du soir. C'était à désespérer de pouvoir jamais débarrasser les Halles de cette tourbe hideuse.

---

(1) Krafft-Ebing. *loc. cit.*

De même que tous les dégénérés atteints de perversions sexuelles telles que le masochisme, le fétichisme et même le sadisme, trouvent, au prix de leur or, des êtres, hommes ou femmes, pour se prêter complaisamment aux actes aberrés qui leur sont commandés par leur état de dégénérescence, les uranistes trouvent aussi des hommes qui s'offrent, contre une rétribution, à les satisfaire. Ainsi vivent, à Paris et partout ailleurs, toute une catégorie de prostitués appelés le plus communément *tapettes*.

Certains jeunes gens vivent une vie paresseuse, en des quartiers riches, au milieu du luxe et de confort. Ils doivent tant de bien être aux largesses d'uranistes cossus qui ont ainsi des entretenus mâles, comme d'autres richards entretiennent des soubrettes de music-hall, appétissantes surtout sous le feu des rampes.

La prostitution mâle est calquée sur la prostitution féminine, elle lui est en tout comparable. Il existe des maisons de rendez-vous où ne se rencontrent que des hommes. Ces visiteurs ont toujours l'habitude de commencer leurs conversations en causant d'art et de littérature; on daube le vulgaire qui se souille en d'infects coïts, avec des femmes !

De véritables maisons closes, à personnel masculin, permettent aux uranistes de trouver sans fatigue et sans quête préliminaire, leur âme sœur. La plupart des tenancières des bordels parisiens ont toujours des garçons à offrir aux uranistes à qui déplaît le coït avec une courtisane. Il en est même qui font servir leurs propres enfants à cette dégradante besogne ou qui habillent en homme quelqu'une de leurs pensionnaires. Les proxénètes ont pour règle de conduite de contenter leur clientèle « quand même ».

Les prostitués mâles demandent souvent aux filles de trottoir de les recevoir quand ils ne savent pas où se réfugier.

Leur répartition suivant les âges a donné à Tardieu les chiffres suivants sur 206 individus :

De 12 à 15 ans	13
De 15 à 25 ans	65
De 25 à 35 ans	26
De 35 à 45 ans	28
De 45 à 55 ans	19
De 55 à 65 ans	5
De 65 à 70 ans	4
Non indiqué	46

Les professions sont représentées, toujours d'après le même auteur, en les proportions suivantes, sur 97 prostitués :

44 domestiques ;
29 commis-marchands ;
12 tailleurs ;
12 militaires ;

Les prostitués mâles ont encore l'habitude de se livrer au chantage pour se faire de faciles revenus. Quand ils sont devenus vieux, les prostitués ont, sous leur domination un jeune garçon, un *jésus*, un *clerc*, ou un *outil*, comme ils disent en leur argot. Ce jésus lève le client, c'est-à-dire qu'il accoste les promeneurs et tâche d'attirer quelque uraniste en la chambre d'un hôtel où le vieux prostitué fera irruption en se disant père ou proche parent du jeune garçon. Il criera très fort au scandale et ne se décidera à se taire que lorsqu'il se trouvera payé suffisamment.

Un étudiant s'étant laissé entraîner ainsi par un jeune prostitué surnommé « lèvres roses », fut surpris par le souteneur de celui-ci qui, se faisant passer pour l'oncle de l'enfant, s'écria, à ce que raconte Thoinot : « Je vous ferai aller au bagne. J'avais la garde de ce malheureux enfant, — attendrissement du jeune pédéraste qui pleure — que dirai-je à son père, lorsqu'il apprendra cette honteuse souillure ? Le mieux c'est de l'envoyer en Amérique. En considération de votre honorable famille, je consens à ne pas porter plainte, mais c'est à la condition que vous me versiez la somme nécessaire au voyage et à l'installation ».

Le malheureux étudiant versa 3,000 francs.

Nous en avons terminé avec les dégénérés uranistes. On voit quelle place énorme l'uranisme occupe dans l'étude de la dégénérescence mentale. Les uranistes sont encore regardés comme des individus poussés aux aberrations de l'amour par un désir de la débauche. Bientôt, grâce à la poussée de la vérité dont la marche sans arrêt éclaire chaque jour des horizons nouveaux, ils ne seront plus regardés que comme des malades.

Alors, surtout, la curiosité ne poussera plus à l'uranisme les individus d'un équilibre fragile et d'un grand appétit vénérien. On ne désirera plus être malade avec autant de fougue qu'on aspire aujourd'hui à goûter les joies d'un débauché. Et ce sera, pour des œuvres comme celles-ci, un grand mérite, car elles auront détruit beaucoup de haine et de mépris, annihilé de trop cruels mirages, pour semer de la pitié, du vrai et du bien.

CHAPITRE VII

Les Dégénérées Saphistes

Définition du saphisme — Dérogation apparente à la loi de l'attraction des sexes — Le dégoût qu'ont les saphistes pour le coït — Age où se fait l'éveil sexuel chez une saphiste — Enfance d'une dégénérée atteinte de saphisme — Rêves, habitudes d'une saphiste — Effet du mariage sur une saphiste — Impulsions auxquelles obéissent les saphistes — Lettre d'une malade de la Salpêtrière à son amante — Les saphistes qui s'habillent en homme pour s'offrir aux femmes — Histoire d'une servante suisse qui servit comme laquais — Concomitance chez une malade de penchants saphistes et pyromanes — Y a-t-il un saphisme acquis ?

Causes du saphisme — Le moindre attouchement féminin peut faire une saphiste d'une dégénérée au toucher hypéresthésié — Influence des jeux de scène pour les comédiennes ; des bains en commun ; de l'hermaphrodisme — Exemple d'une prostituée qui appartenait au sexe masculin — Deux hommes qui se marient sans le savoir — La femme après la ménopause — Hypothèse de Darwin — Désastreux effets de l'éducation masculine des jeunes filles de nos temps — La comtesse Sarolta — Déplorables résultats psychologiques et moraux de l'entrée de la femme dans les administrations — Le dégoût que les prostituées ont des hommes — Le manque d'hommes dans les hôpitaux, les prisons, les couvents, vicie les penchants sexuels — L'oisiveté, l'exhibitionnisme et l'éréthisme des femmes du monde — La peur de la grossesse et des maladies vénériennes — La peur de Dieu et du qu'en dira-t-on — Amour de veuves — Les maris voyeurs.

Le monde des saphistes — Les comédiennes et les histriomanes — Valeur psychologique de l'amour qu'ont les dames opulentes pour les femmes de théâtre, les artistes de cirque et de music-hall — Façon dont les saphistes se témoignent leur amour : cadeaux, poulets et caresses — Opinions de Balzac et d'A. Dumas sur le saphisme — Les amants de Memphis — A la recherche de l'Ame sœur — Les moyens qu'ont les saphistes de se reconnaître : regards, signes effectués avec la langue, caniches — Les rendez-vous des saphistes — Cercles, restaurants, brasseries, cabarets féminins — Les five o'clok des saphistes — Maisons de rendez-vous et de tolérance réservées aux saphistes — Les magasins à double emploi — Les placières .

Les pratiques saphistiques : le clitorisme, le tribadisme et le cunnilingus ou saphisme proprement dit — Le saphisme en Grèce, à Rome, dans les temps modernes — Tolérance de l'opinion publique et des lois pour le saphisme.

Le saphisme est pour les femmes dégénérées ce que l'uranisme est aux hommes atteints de dégénérescence mentale. C'est un amour homosexuel dont certaines femmes brûlent pour d'autres femmes. La prêtresse Sapho ayant, dans l'antiquité grecque, chanté cet amour dont elle brûlait elle-même, on tira de son nom le terme qui est maintenant d'une signification universellement et scientifiquement acceptée, et qui sert à dénommer l'amour homosexuel féminin.

De même que les uranistes ont une mentalité et des goûts opposés à leur sexe apparent, ont un centre psycho-sexuel féminin alors que leurs organes génitaux sont virils, les saphistes ont des appétits masculins qui contrastent avec leurs organes sexuels.

Ils ont des désirs, ils se sentent attirés vers les femmes comme des hommes. Par contre, ils ressentent pour les hommes une invincible répulsion. Et il nous faut rappeler pour bien comprendre ces tendances, la façon dont nous expliquâmes la raison des attraits qu'ont les hommes aux yeux des dégénérés uranistes.

Les sexes de noms contraires ressentent l'un pour l'autre une instinctive attraction, inversement les sexes de même nom se repoussent instinctivement. Ceci est le domaine du naturel, du normal.

Dans l'ordre des phénomènes pathologiques, chez les dégénérés, les anormaux, les sexes opposés se repoussent et ceux de même nom s'attirent.

Mais cette dérogation aux lois naturelles, aux tendances que l'espèce porte en son sein et qui sont toute sa finalité, parce qu'elles sont les raisons de sa persistance, de son triomphe, de son adaptation, cette dérogation ne saurait être qu'apparente. Elle n'est que cela.

Une dégénérée saphiste, en effet, a bien une conformation extérieure qui répond à son sexe, elle a des organes génitaux développés comme les autres femmes, mais elle a un centre psycho-sexuel masculin, elle est poussée par la composition histologico-chimique — composition dont on ne connaît naturellement pas la formule mais dont on constate les effets — à donner à son amour la forme que lui donnerait un homme ; elle aime comme un individu du sexe contraire au sien ; elle est psychiquement homme. Mais alors, en aimant une femme elle porte ses désirs sur un être pour lequel elle se sent d'un sexe opposé. Ce sont donc bien des sexes de noms contraires qui s'attirent. La loi naturelle n'a pas souffert d'exception en ce rapprochement.

Les saphistes nous apparaissent donc comme des dégénérées atteintes d'hermaphrodisme psychique. Elles possèdent, en effet, tous les goûts masculins et témoignent pour le coït normal un dégoût qui paraît leur donner une véritable nausée.

De même que pour tous les autres dégénérés, l'éveil sexuel se fait chez les saphistes à un âge très jeune.

N'étant encore que des gamines, elles ont pour leurs petites camarades de classe ou de jeux, de véritables et folles passions. Avec elles, elles recherchent souvent de de la volupté. De ce bien-être voluptueux elles ne se rendent compte que plus tard. Mais à cette époque elles le désirent avidement : les caresses, les baisers leur sont suffisants pour y accéder.

Elles n'aiment d'ailleurs leurs compagnes qu'à cause du plaisir et de la vraie jouissance qu'elles trouvent à leur contact. Pour l'exercice et les préoccupations quotidiennes, elles préfèrent la compagnie des garçons. Bruyants et tapageurs ceux-ci leur plaisent davantage parce que leurs exercices respirent l'audace, le courage, la force brutale. Avec eux elles vagabondent en les buissons et ne se soucient guère des mièvreries, des ménages de poupée qui font les délices des gamines de leur âge. D'elles on a coutume de dire, sans plus penser : « ce sont de vrais garçons ».

Souvent ces gamines, devenues femmes, justifient dans leurs liaisons, dans leurs amours, cette appréciation des goûts de leur enfance. Elles-mêmes, comme cette artiste dont parle Krafft-Ebing, se souviennent de leurs préférences d'autrefois et, conscientes de l'anomalie de leurs penchants, se les expliquent mieux.

Mme Z., trente ans, artiste. Traits virils de la figure ; voix creuse ; cheveux courts, vêtements à coupe masculine ; démarche d'un homme ; seins développés ; bassin féminin ; pas de poils sur la figure. Elle raconte qu'étant encore petite, elle aimait mieux jouer avec les garçons. Elle n'aima jamais les poupées ni les travaux manuels de la femme.

A l'âge de dix ans, elle brûlait pour une camarade d'école, et inscrivait son nom partout où elle pouvait. Depuis, elle eut de nombreuses amies auxquelles elle prodiguait des baisers passionnés.

Dans ses rêves érotiques, il s'agit toujours de femmes, jamais d'hommes. Sa plus grande passion serait de monter à cheval, de faire de la gymnastique, de l'escrime, de conduire des chevaux. En donnant l'accolade à ses amies elle a souvent éprouvé une curieuse sensation de volupté.

Les dégénérées saphistes, à l'âge adulte, n'ont encore que mépris pour les occupations féminines. Les soins du ménage, les divertissements auxquels les femmes normales ont coutume d'avoir recours : musique, tapisserie, etc. n'ont aucun attrait pour elles. Bien au contraire, l'équitation, la bicyclette, la chasse, le canotage, les excursions, tous les sports qui sont, en général, préférés des hommes, trouvent en elles des adeptes ferventes.

Prenant prétexte de ces occupations sportives, elles revêteront des vêtements masculins et elles trouveront à prendre cet accoutrement, une vraie jouissance. Elles aimeront se conduire, en toutes les circonstances de la vie sociale, aussi visiblement que des hommes. Elles iront au Bois, dans les bars, dans les lieux où la prostitution s'étale, fumant le cigare, maniant le stick et cherchant à plaire... aux femmes.

Les dégénérées atteintes de saphisme ont pour le coït, un dégoût qui ne trouve son égal que dans celui nourri par les dégénérés uranistes pour tout rapport sexuel normal.

Vile et répugnant, leur apparaît l'acte copulateur. Elles comparent cette manœuvre à celle des animaux qui s'accouplent et cela leur donne la nausée. Leur comparaison ne cloche pas, en vérité, mais pour être animal cet acte n'est pas pour cela dégoûtant, ou bien alors, pour être logique, il faut regarder du même œil dédaigneux, le fait de boire et celui de manger.

On mange pour vivre, pour conserver la vie à son individu: on se livre au coït pour perpétuer son espèce. La faim et l'amour sont deux besoins instinctifs ; en chercher la satisfaction ce n'est pas se ravaler.

Mais allez donc faire comprendre cela à des dégénérées, à des saphistes pour qui rien n'est plus beau, plus pur, plus éthéré que leurs relations homosexuelles. Il y a chez elles une justification sentimentale qui excuse à leurs yeux, jusqu'à la grandir, leur inversion sexuelle.

Ce dégoût du coït est une cause occasionnelle de très grande importance, pour l'éveil des tendances, pour la manifestation des amours saphistes.

Si, en effet, la plupart des uranistes ont l'occasion de se livrer à leurs penchants instinctifs et pervertis, avant l'âge des épousailles, par contre, beaucoup de saphistes ne boivent point à la coupe empoisonnée des liaisons homosexuelles, avant leur mariage, et elles ne voient en leurs préférences pour certaines amies, que les témoignages d'une amitié vive cherchant à s'extérioriser, à se prouver par des baisers, des cadeaux ou des épîtres.

Mais une fois unies à un homme, leur répulsion pour les modes normaux de l'amour leur fait aborrher tout rapprochement sexuel, tout coït. Et c'est alors qu'à l'instar de cette femme du monde, elles se livrent avec frénésie aux pratiques de l'amour homosexuel et qu'elles trouvent souvent, en outre, de leurs amies de salons, leurs confidentes de puberté, pour en venir aux pratiques saphistes.

Une femme du monde, de famille névropathique, eut une enfance surmenée pendant laquelle elle n'a jamais eu de sympathie que pour des personnes de son propre sexe. A l'âge de 28 ans, elle fit la connaissance d'une dame plus jeune qu'elle de cinq ans. Elle en tomba amoureuse et en fut aimée. Leur amour était très sensuel et trouvait à se satisfaire dans l'onanisme mutuel.

« Je l'ai idolâtrée, c'était un être si noble », disait la malade en parlant de cette liaison d'amour qui a duré quatre ans et qui s'est terminée par le mariage malheureux de cette amie.

La malade se marie. Elle fut normalement déprimée après le coït. Ce n'est pas comme cela qu'elle s'était figuré le mariage auquel elle n'avait d'ailleurs concédé que parce que son mari était riche et qu'il avait beaucoup d'affection pour elle. Le mari ne pouvait s'expliquer la conduite énigmatique de sa femme qui évitait le coït autant que possible et qui, après l'acte, restait, pendant des jours entiers, fatiguée, épuisée, tourmentée, par une irritation spinale et nerveuse.

Un voyage des époux permit à la malade de revoir son amie, qui, depuis trois ans, vivait malheureuse en ménage. Les deux femmes tressaillirent de joie et d'émotion quand elles tombèrent dans les bras l'une de l'autre. Elles furent dès ce moment inséparables.

Le mari trouva cette liaison amicale quelque peu étrange. Il se convainquit, en prenant connaissance de la correspondance de sa femme avec cette amie, que cet échange de lettres ressemblait absolument à celui qui est en usage entre amoureux (1).

L'éducation peut corriger les effets de la dégénérescence et empêcher leur précoce manifestation. Mais quand la saphiste sera dégoûtée de tout rapport sexuel normal, dès qu'elle prendra en haine le contact des hommes, alors elle ressentira un penchant invincible pour les pratiques homosexuelles. Elle voudra donner à son amour le seul objet qui lui plaise : la femme. Elle ne songera qu'aux femmes.

Ses rêves, ses pensées, les rêveries de son *far niente*, seront hantées par des images de femmes. Elle aura mille amours, et, toujours insatiable, en cherchera continuellement de nouvelles et de plus enivrantes. Elle ne saura, comme le récit suivant en témoigne, demeurer en la compagnie d'une femme, elle ne pourra supporter les attouchements féminins, ni se dépouiller de ses atours, devant une camériste, sans demander à cette compagne ou à celle qui sera témoin de son déshabillage, l'aumône d'une caresse, l'ardent secours de la volupté à laquelle elle aspire.

Elle se jettera tête basse, en les comédies de la luxure saphiste, avec une fougue qui n'aura d'excuse que l'inconscience ou mieux que la fatalité. En effet, d'aucunes sentent bien le torrent qui les emporte, mais elles ne peuvent résister. L'impulsion meut leurs membres sans qu'elles soient capables de lui opposer quelque utile protestation de leur conscience aboulique. Plus de vouloir

---

(1) Krafft-Ebing, *loc. cit.*

chez ces femmes qui se livrent à l'amour homosexuel. Et cette absence de résistance est un des meilleurs symptômes de dégénérescence mentale.

Krafft-Ebing a publié l'histoire d'une femme qui tombait amoureuse de toutes ses servantes ou qui du moins ne pouvait supporter leur commerce journalier, sans leur demander de satisfaire son amour. L'âge de ces femmes lui importait peu.

Il faut évidemment voir, en cet exemple, un effet de la présence côte à côte, en les mille évènements de l'intimité, d'une saphiste toujours en quête de volupté et d'une de ces femmes que l'appât du gain fait aisément descendre aux plus abjectes complaisances.

« Mme C., à 13 ans se faisait déjà remarquer par des signes d'une grande émotivité sexuelle et par un amour extatique pour une camarade de son âge. Mariée, Mme C., s'est soumise au devoir conjugal. Elle évitait volontiers le coït. « J'aurais préféré, disait-elle, avoir des rapports avec une femme ». Elle fut prise d'un amour ardent pour une amie. Dès lors elle ne voulut plus entendre parler des rapports conjugaux. Il y eut entre les deux amantes une correspondance où l'on pouvait lire des passages comme celui-ci : « Ma colombe, je ne vis que pour toi, mon âme ! » C'était une émotion terrible quand une lettre attendue n'arrivait pas.

La liaison n'était pas du tout platonique. Certaines allusions laissaient supposer que le procédé de satisfaction sensuelle était l'onanisme mutuel. Cette liaison rendit la malade neurasthénique au premier degré. Comme elle négligeait absolument sa maison, le mari prit une femme de soixante ans comme femme de ménage et, en outre, une gouvernante pour ses enfants. La malade est devenue amoureuse de toutes les deux ; celles-ci toléraient ses caresses et tiraient un profit matériel de la passion de leur maîtresse. (Krafft-Ebing).

On a fait avec la trame des amours saphistes de véritables romans et de tendres idylles. C'est que les dégénérées atteintes de saphisme se témoignent autant de tendresse que si elles étaient réellement des hommes épris.

A leurs adorées, elles parlent comme cette jeune fille de vingt-deux ans, traitée à la Salpêtrière parlait à une fille du service. Elles s'écrivent des lettres enflammées et se prodiguent mille caresses sur lesquelles nous reviendrons plus loin.

« Ma bonne chérie, disait cette jeune folle, tu crois probablement que je t'oublie. Oh ! je le voudrais que je ne le pourrais pas. Ton gracieux visage est bien trop gravé dans mon cœur. Je ne sais pas si ton amitié est réciproque à la mienne, j'ose l'espérer pourtant. Oui, bonne Célina, je veux t'efforcer à m'aimer ; car depuis bien longtemps mon cœur ne battait plus pour personne et tu l'as fait palpiter.

« Si tu savais, l'autre jour, j'ai failli me trouver mal en apprenant que tu étais malade, mais, oh bonheur sans pareil, on s'était trompé ; on avait pris une autre pour toi. Je ne veux pas te donner le droit de te plaindre que je ne te donne pas de doux noms. Mon bijou, imagine-toi que voici deux heures que je me creuse la cervelle pour en trouver de plus doux les uns que les autres. Ils ne pourront jamais te dire assez combien je t'aime... »

Le désir de jouer le rôle d'un homme, en les rapports que dictent l'amour et l'instinct de procréation, est quelquefois si intense, si impérieux, que les dégénérées saphistes prennent le costume masculin, et cherchent à se conduire, en la Société, comme des hommes, essayant de tromper d'autres femmes sur leur propre sexe, pour pouvoir s'approcher d'elles.

La dégénérescence est, en ces cas d'une anomalie excessive, facilement décelable et le plus souvent on a affaire à une dégénérée qui, dès son enfance la plus tendre, témoigna de l'inversion dont elle était malheureusement dotée.

Tel est le cas de cette dégénérée qui n'eut jamais aucun désir pour un homme, qui ne fut attirée que par les femmes, et qui plus tard, sous des habits masculins, capta l'amour d'une jeune fille, la « belle Anna ».

« En 1887, une servante de 26 ans fut arrêtée en Suisse. Au cours de l'interrogatoire médical qu'on lui fit subir, elle affirma qu'elle n'avait jamais eu de penchant pour les hommes. Elle n'a jamais pu comprendre comment ses amies pouvaient parler de la beauté du sexe masculin. Elle ne peut pas comprendre non plus comment une femme peut se laisser embrasser par un homme. Par contre, elle fut transportée d'enthousiasme quand elle put poser un baiser sur les lèvres d'une amie bien-aimée.

Elle a pour les filles un amour qu'elle ne peut pas s'expliquer· Elle a aimé et embrassé avec extase quelques-unes de ses amies. Le comble de son plaisir aurait été de vivre avec une pareille âme et de la posséder seule et entièrement.

Elle a grand plaisir à s'habiller en homme, à faire des ouvrages d'homme, à fumer, à boire des boissons alcooliques. En 1884, à la suite d'idées fixes de persécution, elle se réfugia en Suisse sous des habits de laquais. Là elle se trouva une place comme domestique dans la famille d'un négociant. Elle tomba amoureuse de la demoiselle de la maison, la « belle Anna » qui de son côté, ne se doutant pas du véritable sexe de la malade devint, amoureuse du jeune et joli servant.

La malade raconte à ce propos : « J'étais tout à fait amoureuse d'Anna. Je ne sais pas comment cela m'est venu et je ne saurais me rendre aucun compte de cette inclination ». Elle écrivait à son amie des lettres pleines d'un amour extatique qui dépasse de bien loin la mesure de l'amitié. Elle appelle son amie : « Ma fleur de miracle, soleil de mon cœur, langueur de mon âme ».

La dégénérescence ne saurait non plus être mise en doute en l'exemple suivant ; elle s'y trouve au surplus prouvée par la concomitance d'une pyromanie et d'une véritable folie érotique dont l'objet est naturellement inverti, puisqu'il s'agit d'une saphiste.

« Une jeune fille de vingt ans, capricieuse, excitable, se montre peu apte aux travaux intellectuels et préfère vagabonder. On la met dans une maison de retraite. C'est là qu'à l'âge de quinze ans, elle est réglée pour la première fois (menstruation irrégulière).

Elle se lie intimement avec ses camarades et cohabite avec elles, comme si elle était un homme

Un an plus tard, elle s'enfuit chez elle, met le feu à la maison et fait peser l'accusation sur son père.

« Confiée à sa tante, elle s'échappe de la maison, habillée en homme, et va, dans un lupanar, visiter une de ses anciennes compagnes, mais celle-ci l'accueille mal et la fait arrêter. On constate qu'elle est encore vierge.

« Elle fut placée dans un asile d'aliénés. Ici, amourettes sentimentales avec une malade et des gardiennes. Froideur absolue à l'égard des hommes ; conscience de son état. C'est une femme normalement conformée » (1).

Sans doute il est bien certain que toutes les dégénérées atteintes de saphisme ne manifestent pas dès leur prime enfance, dès le tôt éveil à la vie sexuelle, tout l'emportement et toute l'inversion de leur appétit sexuel.

Souvent la maladie ne se fait point jour avec tant de hâte, elle demeure sommeillante, mais non moins dangereuse et immanente. Pendant un temps plus ou moins long elle n'apparaît pas et ne se laisse même point deviner. Mais comme il faudra peu de chose pour la faire s'épanouir, pour entraîner la malheureuse prédisposée sur une pente qu'elle ne saura jamais remonter, sur laquelle elle ne saura pas trouver un point d'arrêt !

Déjà nous vîmes le dégoût du coït être assez fort pour

---

(1) Cantarno. *Contributo alla casuistica della inversione dell' istinto sessuale ;* in *la Psichiatria* 1883, fasc. 3.

donner naissance à la maladie. Les circonstances occasionnelles peuvent varier à l'infini.

C'est à ces formes apparues tardivement qu'on a donné, bien à tort, le nom de saphisme acquis. Les dégénérées à qui il faut le mariage et le dégoût du coït, pour se livrer au saphisme, ne seraient jamais devenues des inverties si leur terrain mental n'avait pas été prédisposé, c'est-à-dire altéré congénitalement.

Il n'y a donc pas de saphisme *acquis*, il n'y a que des cas de saphisme *retardé*. Nous nous sommes, au cours des chapitres antérieurs, expliqué longuement sur ces différences de primordiale importance, croyons-nous, en matière médico-légale. Nous ne nous y attarderons pas à cette place et nous rapporterons de suite quelques unes des causes occasionnelles du saphisme.

Il est des causes qui tiennent à l'état physique de la femme. Telle femme atteinte d'hyperesthésie, sous l'effet d'attouchements calins ou de baisers tendres, verra naître l'inversion qui la guettait. C'est le cas de cette malade dont Moll a publié l'histoire.

« X., âgée aujourd'hui de 30 ans, fut déflorée à 15 ans par un jeune homme qu'elle ne revit jamais et qui produisit sur elle une impression désagréable, le souvenir de l'acte sexuel lui était également pénible. Plus tard, elle fit la connaissance d'un autre jeune homme dont l'extérieur lui plut et avec lequel elle eut à différentes reprises des rapports, trouvant dans l'acte sexuel une volupté complète.

Vers l'âge de 18 ans, après avoir eu des rapports avec plusieurs hommes, elle fit la connaissance d'une jeune fille qui s'approcha d'elle, l'embrassa et lui mit la main sur les seins. Ce dernier attouchement lui procura sur le champ une très vive jouissance, dont elle parle encore aujourd'hui avec exaltation. Elle aimait beaucoup, du reste, les caresses que les femmes ont coutume de se faire.

Peu de temps après, sa nouvelle amie l'invita à se mettre au lit avec elle et là pratiqua le cunnilingus sur elle. Les rôles furent ensuite intervertis, et elles continuèrent à vivre ensemble en prenant tour à tour le rôle actif et passif.

A partir de ce moment, X., ne trouva plus aucun plaisir dans ses rapports avec les hommes ; elle ne pouvait satisfaire son penchant sexuel que par un acte homosexuel. Elle fit pratiquer le cunnilingus sur elle par des hommes, sans en retirer aucune sensation de volupté » (1).

Il y a mille circonstances où les femmes d'un toucher hypéresthésié sont exposées à recevoir le choc qui mettra en branle leur amour homo-sexuel, qui sera le *primum movens* de leur inversion.

Les jeux de scène où des femmes, pour obéir aux péripéties de la pièce qu'elles vivent devant le public, tombent en les bras l'une de l'autre et s'entre-baisent, forment peut-être la situation dont l'influence est la plus grande sur la naissance du saphisme. Plus d'une comédienne, plus d'une artiste dramatique doit son saphisme à l'abandon factice qu'elle goûta un soir, au cours d'une représentation, en les bras d'une camarade.

Il est des femmes qui prennent le plus grand plaisir à se dévêtir ou à s'habiller ensemble en les mêmes boudoirs moelleux. L'aide réciproque peut être le prétexte valable en les premiers temps. Mais bientôt les caresses que nécessitera le concours apporté par l'Amie en l'habillage ou bien en le déshabillage, les frôlements d'épiderme qui ne seront pas sans occasionner les comparaisons de nudités auxquelles se complaisent un grand nombre de femmes, engendreront, chez celles-là dont l'épiderme est hypéresthésié, un facile abandon d'où naîtront les recherches de la volupté et qui feront s'éveiller l'amour saphiste.

---

(1) Moll.

Les bains en commun, les salons d'essayage seront aussi des lieux où, pour les mêmes raisons, le saphisme pourra se faire jour.

Enfin et surtout, il faut citer les malformations physiques dont sont atteintes certaines dégénérées.

Ces malformations, portant sur l'appareil génital externe ou sur les attributs secondaires de la sexualité, comme les poils et les seins, peuvent inciter telle femme à jouer un rôle d'homme et à avoir des rapports sexuels avec d'autres femmes.

Tantôt il y aura une persistance et un développement anormal des organes de la virilité ; tantôt il y aura un hermaphrodisme encore plus apparent et, comme en les exemples ci-dessous, de véritables hommes seront regardés, dès leur naissance et pour toute leur vie, comme des femmes. Celles-ci se marieront, se voueront à la prostitution, et il faudra l'examen médico-légal de ces dégénérées, pour leur attribuer leur véritable sexe et ne plus s'étonner de l'homosexualité de leurs amours.

Voici un joli cas d'hermaphrodisme communiqué à l'Académie de Médecine (1) par Polaillon.

Il s'agissait d'une femme de vingt-cinq ans qui n'avait jamais été réglée. Ses organes génitaux externes : mont de Vénus, vulve, clitoris, étaient bien conformés, mais en arrière de la fosse naviculaire, le vagin n'était représenté que par une dépression dont la profondeur avait à peine deux centimètres.

Cette femme s'adonna à la vie galante et les tentatives de coït de ses amants firent aussi bien que la chirurgie aurait pu faire : la dépression vaginale mesurait en 1888, cinq centimètres, en 1889, sept et en 1890 elle avait la longueur de l'index. Cette femme succomba à une néphrite.

A l'autopsie on ne trouva ni trompes, ni ovaires, et, à la place

---

(1) Séance du 7 avril 1891.

de l'utérus, un noyau musculaire sans signification. Les canaux inguinaux contenaient des tumeurs qui n'étaient autres que des testicules. Cette femme publique était un homme !

L'Etat civil enregistre souvent de ces erreurs, qui ne sont dévoilées que par l'effet du plus grand hasard. Il est bien évident que les prétendues femmes, dont l'hermaphrodisme donne lieu à de si trompeuses déclarations, aimeront les femmes puisque celles-ci leur sont, en réalité, d'un sexe opposé.

Il ne faut donc pas s'étonner de voir les dégénérées, telle qu'Ernestine G..., s'adonner au saphisme. Ce saphisme n'est qu'apparent. Il est une illusion puisque Ernestine, en lui obéissant, ne fait que se conformer à l'attrait que ressentent sexuellement l'un pour l'autre un homme et une femme.

Ernestine G., considérée depuis sa naissance comme étant du sexe féminin ; âgée de 40 ans au moment de l'examen ; mariée à 17 ans et demi ; vers quinze à seize ans, s'était senti un vif attrait pour les jeunes gens ; avec son mari elle n'eut que des rapports sexuels imparfaits. Elle remarqua que durant ces rapports elle présentait un membre pareil à celui de son mari, bien que moins volumineux, qui entrait en érection en même temps et produisait une éjaculation semblable.

Le mari d'Ernestine mourut. Alors les idées de la veuve se modifièrent et Ernestine G. se sentit attirée par les femmes. Elle eut plusieurs maîtresses avec qui elle assure avoir eu des rapports normaux. Elle n'avait, avoue-t-elle d'ailleurs, pas attendu que son mari soit mort pour avoir de véritables rapports avec les femmes.

L'examen des organes génitaux montra qu'Ernestine G., était un homme bien que ces organes présentassent des ressemblances avec ceux d'une femme. La voix était féminine. Les seins assez volumineux (1).

---

(1) *Bulletin de la Société d'Anthropologie de Paris*, 1881, page 488.

Après la ménopause, la femme semble perdre une partie de ses attributs sexuels féminins, tandis que des attributs du sexe mâle se font jour. Par exemple, la voix devient plus rauque, le visage, et, en particulier, la lèvre supérieure, se couvrent de poils, les seins diminuent, deviennent moins fermes, moins turgescents et s'étalent sans esthétique.

Darwin a étudié ces phénomènes. Il semble bien résulter de ces faits d'observation qu'au cours de la plénitude de la vie sexuelle, chez des êtres normaux, un seul sexe est apparent, celui nécessité par la continuation de l'espèce. Dès que cette vie s'est éteinte ou ralentie au point de devenir incompatible pour atteindre encore son but naturel, l'autre sexe témoigne de son existence latente. Cette persistance des deux sexes, chez le même individu, au delà de la période embryonnaire, expliquerait le saphisme de beaucoup de dames âgées.

Il est évident que cette anomalie qui consiste en le réveil du sexe contraire chez une femme dont l'appareil génital ne saurait plus concevoir, est, elle aussi, un symptôme de dégénérescence.

Nous verrons plus loin, en étudiant la prostitution homosexuelle chez la femme, que les saphistes âgées sont celles qui montrent le plus d'attachement à leurs pratiques et qui entraînent le plus souvent des femmes moins âgées. Dans le monde qui sauve les apparences, en montrant au grand jour sa pudibonderie, les dames âgées sont saphistes, dans une proportion étonnante.

Elles aiment cajoler, embrasser les jeunes filles dont la gracilité et la fraîcheur contrastent avec leur corpulence adipeuse et leur trop réelle déchéance plastique. Les boucles blondes, les lèvres pures de tout fard, les yeux clairs au longs cils, les hanches à peine dessinées, les mollets nerveux et la poitrine d'une fermeté marmoréenne, tout cela leur est bien plus agréable que les attraits des hommes.

La ménopause, ou retour d'âge, est donc une condition physiologique qui peut mener et qui mène souvent au saphisme, aux pratiques de l'amour homosexuel, des femmes prédisposées. Celles-ci ne sont pas aussi fréquentes en les classes populaires et laborieuses qu'en les rangs de la haute et de la moyenne bourgeoisie. En voici les raisons.

Depuis un certain nombre d'années, l'éducation des jeunes filles de la riche bourgeoisie est faite, comme on dit, à « l'anglaise ». Cela veut dire qu'on donne aux demoiselles et aux gamines d'opulente situation une éducation surtout sportive. Les enfants des deux sexes partagent les mêmes jeux et s'occupent quasi exclusivement de sports.

Cette méthode pour former des caractères nous vient d'Outre-Manche. Disons tout de suite qu'elle n'atteint pas son but. Ce n'est pas parce que telle jeune fille sera experte aux jeux d'adresse et d'athlétisme qu'elle sera d'un commerce agréable. Ce n'est pas davantage parce que le rejeton du banquier Un Tel possèdera le record du chausson ou de la savate, qu'il sera un homme digne de ce nom, de sa situation sociale et de son pays.

Mais il y a pis, c'est qu'à faire ainsi comme les garçons, pendant toute leur jeunesse, les jeunes filles, en outre qu'elles perdent de la grâce qui faisait leur sexe attirant et leurs charmes captivants, en viennent à posséder la mentalité, les goûts, les instincts des hommes, quand elles sont suffisamment prédisposées par suite de leurs tares physiques ou mentales.

Ayant imité l'homme pendant la première période de leur vie, elles ne s'en tiendront pas là. Parvenues à l'âge où les jeunes filles ont tant besoin de séduire, pour attirer vers elles les regards des jeunes gens et pour tenir en un perpétuel éveil le désir de leurs maris, elles ne sauront pas jeter autour d'elles une atmosphère de grâce et de volupté ; elles se verront délaissées pour les courtisanes dont l'éducation n'aura eu comme but que d'augmenter à la félinité de leurs corps, à la séduction de leurs charmes physiques et de leurs atours, à l'ivresse enfin qu'engendrent les spasmes de leur jouissance.

Les effets de leur éducation masculine et le délaissement où les tiendront la grande partie des hommes, jetteront fatalement les dégénérées en le travers des plaisirs saphistes. Le plus bel exemple de saphisme ayant dû son éveil à l'éducation est celui de la comtesse Sarolta.

Sarolta fut élevée par son père en garçon, il la faisait monter à cheval, conduire des chevaux, chasser, il admirait son énergie virile et l'appelait Sandor. A l'âge de 13 ans, elle noua dans une pension de Dresde une liaison d'amour avec une anglaise à laquelle elle déclara être un garçon et l'enleva. Sa mère lui permit d'avoir au moins chaque année une liaison d'amour avec des personnes de son propre sexe.

Toujours habillée en jeune monsieur, elle fit de grands vogayes avec son père, fréquentant les cafés, même les lupanars, se grisant, se livrant à tous les sports virils. Elle se sentait particulièrement attirée vers les actrices ou vers les femmes isolées et qui autant que possible, n'étaient pas de la première jeunesse. Elle affirmait n'avoir jamais eu d'affection pour un homme, et avoir éprouvé d'année en année une aversion croissante pour les individus du sexe masculin.

Pendant dix ans elle vécut ainsi en homme, contractant un grand nombre de liaisons amoureuses avec des dames ; en même temps elle se consacrait non sans succès aux travaux littéraires.

En 1887, pendant un séjour en une station balnéaire, elle fit la connaissance de la famille d'un fonctionnaire. Elle devint amoureuse de Marie, la fille de ce fonctionnaire et en fut aimée. Un pseudo-prêtre les unit. Ce simulacre de mariage aurait pu durer longtemps. Sarolta avait réussi à induire la famille de sa fiancée en erreur complète sur son véritable sexe. Elle avait pu simuler l'existence d'un scrotum à l'aide d'un mouchoir ou d'un gant qu'elle fourrait dans la poche de son pantalon.

Le beau-père avait aussi remarqué un jour, chez son futur gendre, quelque chose comme un membre en érection (probablement un priape). Sarolta avait même donné à entendre qu'elle serait obligée de porter un suspensoir pour monter à cheval. Mais le bandage qu'elle avait autour du corps n'était sans doute que pour attacher le priape.

Bien qu'elle se fit souvent raser pour la forme, on était pourtant convaincu dans l'hôtel que le comte Sandor était une femme, car la fille de chambre avait trouvé dans son linge des traces de sang provenant des menstrues (sang que Sarolta disait de provenance hémorrhoïdale).

Un jour que Sarolta prenait un bain, la même fille de chambre ayant regardé à travers le trou de la serrure, prétendit s'être convaincue *de visu* du sexe féminin de Sandor.

Aux médecins légistes, Sarolta avoua n'avoir éprouvé les premières manifestations de l'instinct sexuel qu'à l'âge de 13 ans lorsqu'elle enleva la jeune anglaise du pensionnat de Dresde. Cet instinct se manifestait alors par une sensation de volupté, quand elle embrassait et caressait son amie. Déjà à cette époque elle ne voyait dans ses songes que des êtres féminins, depuis, dans ses rêves érotiques elle se sentit toujours dans la situation d'un homme, et elle eut, à l'occasion, la sensation de l'éjaculation.

Ce ne sont pas les femmes jeunes et plantureuses qui intéressaient Sarolta. Elle se sentait attirée vers celles qui avaient entre 24 et 30 ans. Elle trouvait sa satisfaction sexuelle exclusivement sur le corps de l'aimée ou par la masturbation de la femme ou en faisant le *cunnilingus*. A l'occasion, elle se servait aussi d'un bas garni d'étoupe comme priape.

Le rapport médical démontra que chez Sarolta il y avait inversion congénitale, sexualité morbide et irrésistible, et le tribunal prononça l'acquittement.

Les jeunes filles de la petite bourgeoisie ne reçoivent

pas une éducation semblable à celle de Sarolta et de la plupart des demoiselles de haute et riche lignée. Et pourtant nombre d'entre elles sont saphistes.

Les revendications féministes d'une part, d'autre part et surtout l'économie que trouvent les patrons en l'emploi des femmes, ont ouvertes toutes grandes, devant la femme, les portes des administrations publiques et privées, celles aussi de nombreuses industries.

Le résultat de cette invasion du sexe faible en des postes jusqu'alors occupés par des hommes fut épouvantable. Nous passons sur les effets d'ordre économique qui ne sont pas dans le cadre de notre travail et nous ne voulons que souligner, en ce qu'il nous regarde, l'effet psycho-sexuel et moral.

Ou bien, en ces administrations, en ces industries, les femmes travaillent côte à côte avec les hommes, en un perpétuel contact, ou bien elles travaillent un certain nombre ensemble en des espaces privés de la venue et du regard de tout homme.

Dans les premiers cas, les femmes, jeunes pour la plupart, gagneront à la promiscuité des hommes, un langage et une liberté d'allures qui sont ordinairement le propre du caractère masculin.

Une dégénérée pourra, à ce commerce, se faire une mentalité masculine, tout comme la compagnie des garçons se masculinisent l'esprit et les goûts de la riche demoiselle. Elle se surprendra tout d'abord à parler comme un homme, à employer les expressions crues qu'elle aura pu ouïr en étant à son travail ; puis, elle trouvera de plus en plus à sa convenance les manières et les préoccupations des hommes, elle les copiera pour amuser ses camarades et pour se divertir elle-même, et, enfin, le terrain aidant, elle les préférera à toutes les autres, à celles même de son sexe. Elle aimera réellement celle-là de ses amies qu'elle cajolait jusqu'alors en un but de comédie. Elle sera devenue saphiste.

Pour une autre prédisposée ce sera le dégoût, que lui inspireront la façon d'agir et les propos des hommes, qui saura vicier son appétit sexuel. Son dégoût pourra être si fort et si tenace que rien ne saura plus vaincre son aversion pour l'autre sexe et qu'elle en viendra à trouver plus nobles, plus dignes de son amour, les relations homosexuelles.

Elle rendra plus étroite l'amitié qu'elle aura nouée pour quelqu'une de ses compagnes de labeur. Elle commencera par lui faire de menus cadeaux, par lui écrire amoureusement, lors de la moindre séparation, par lui faire partager son désir de toujours se trouver ensemble. Puis viendront les marques plus intimes de l'amitié, caresses, baisers et le reste, en un mot toutes les pratiques et les symptômes du saphisme.

En les différences psychologiques de ces deux dégénérées, qui par des chemins différents arrivent ensemble à la même perversion, au saphisme, nous trouvons l'explication de l'évolution que subissent nombre de dégénérées. Chez les unes , c'est le dégoût ressenti par les hommes qui les éloigne des formes normales de l'amour, chez les autres c'est le manque d'hommes qui les poussera à aimer celles-là de leurs compagnes qui sont, comme elles, isolées, loin du sexe masculin.

Parmi les premières se trouveront beaucoup d'entre les prostituées, qui, désabusées de l'amour des hommes, fatiguées de l'étreinte virile, rebutées d'avoir sans cesse à se ravaler aux abjectes complaisances pour mériter leur or, se jettent dans les amours saphistes pour étancher la soif de volupté qui ne cesse pourtant de les altérer.

C'est ainsi que Nana se donne à l'amour des femmes par dégoût des hommes, que les pensionnaires des maisons closes nouent entre elles des relations en vue de la volupté, parce que leurs corps ne savent plus vibrer en les bras des clients sans amour qui ne font que passer en leurs couches.

Ajoutons que, pour celles-ci, s'ajoute une cause occasiónnelle que nous avons relatée plus haut. Nous voulons parler de la nudité presque complète en laquelle elles se tiennent constamment et des poses lascives qu'elles prennent pendant les heures vécues en l'oisiveté la plus pernicieuse.

Ces contacts d'épidermes, de corps parfumés, au sein d'une atmosphère toute pleine d'essences capiteuses ne sauraient engendrer autre chose que des pratiques homosexuelles d'abord accidentelles, puis persistantes et nettement maladives.

En tous les lieux, en toutes les agglomérations où ne se trouvent rassemblées que des femmes, les pratiques du saphisme sont en honneur. Prisons, asiles, hôpitaux, couvents, colonies sont témoins d'amours saphistes, de liaisons homosexuelles quand il ne s'y trouve que des femmes.

Oldes prétend que lorsqu'on enferme ensemble des prisonnières d'un âge assez tendre, il se déroule en ces prisons des scènes qui surpassent tout celles que l'imagination pourrait forger. Les pensionnats de jeunes filles sont souvent obligés de chasser de leur sein des élèves par trop effrontées en l'exhibition de leurs amours précoces et des relations homosexuelles qu'elles nouent en vue de l'assouvissement de leurs instincts.

Partout où des femmes vivent en communauté ou se trouvent en une promiscuité toute intime, se déshabillant ensemble, comme les figurantes des théâtres ; couchant ensemble, comme les filles des lupanars ; vivant et se grisant ensemble, comme les filles de brasserie ; s'éveillant ensemble à l'amour, comme les demoiselles des pensionnats, partout, en ces lieux, on trouvera la fleur du saphisme épanouie et nombre de dégénérées soûlées de son parfum morbide.

Si les femmes du monde comptent parmi elles tant de saphistes, il faut, en outre du coefficient qu'est leur éducation pour l'éveil de l'amour homosexuel, citer la vie excitante qu'elles vivent. Toujours tournoyantes sous les yeux des lumières et grisées de champagne, en continuelle exhibition de leurs épaules et de leurs seins par les salons et au théâtre, ces femmes oisives, dont l'imagination vagabonde et se crée mille aventures romanesques, ont leur sens génital en un tel état d'hypéresthésie qu'elles se laissent volontiers aller à rendre le baiser voluptueux à la dégénérée saphiste qui les enlace.

Elles ne craignent pas de pécher par excès, en matière d'amour, et, jamais lassées, mais toujours avides d'une plus complète réalisation de la volupté, elles s'écrient, comme la lascive Catherine II, se faisant tribade : « pourquoi la Nature ne nous a-t-elle pas donné un sixième sens ? ! »

Des femmes veuves, des femmes de grande religion, craignant Dieu et les scandales, des jeunes filles très amoureuses, qui ne peuvent s'adonner à quelque époux pour des raisons quelconques. s'adonnent souvent au saphisme par peur de la grossesse ou des maladies vénériennes.

Enfin, certains maris sont responsables du saphisme que sont venues à préférer leurs épouses. Dégénérés euxmême et voulant assister à quelque spectacle dont nous analyserons en un chapitre suivant, la valeur psychologique, ils mènent leurs femmes dans des maisons spéciales où ils savent trouver un personnel féminin assez complaisant pour se livrer sur elles à toutes les pratiques de l'amour homosexuel.

Ils assistent alors à des ébats dont ils ne sont pas les seuls à se réjouir. Leurs femmes ne sont pas sans trouver beaucoup de volupté en ces pratiques et si leur terrain psychique a quelque altération de dégénérescence, elles ne demanderont plus à leurs maris de leur octroyer semblable régal, elles se le paieront elles-mêmes et ne seront certainement pas sans faire, dans leur entourage, des adeptes que cette révélation comblera d'aise.

Voici, brièvement analysées, les causes occasionnelles de la naissance du saphisme. Elles sont nombreuses, comme le sont aussi les causes de l'uranisme. Toutefois si grand que soit leur rôle elles demeureraient impuissantes si elles ne pouvaient s'exercer sur un terrain mental ayant quelque tare symptomatique d'une dégénérescence plus ou moins manifeste et dangereuse.

Mais comme, d'autre part, les causes de la dégénérescence sont, elles aussi nombreuses, il ne faut pas s'étonner d'entendre un savant, comme Moll, dire que plus d'un quart des prostituées sont des dégénérées saphistes et de voir un psychologue comme Alexandre Dumas signaler le saphisme comme s'étalant au grand jour, en tous les rangs de la société.

Voyons maintenant à quelles pratiques les dégénérées atteintes de saphisme ont recours pour accéder à la volupté et quel monde spécial forme celui des femmes saphistes.

*
* *

Les femmes que les dégénérées saphistes de la haute bourgeoisie et de l'aristocratie poursuivent de leurs assiduités sont souvent des artistes, : comédiennes, chanteuses, divettes et figurantes. Presque toutes les femmes qui ont eu quelque renommée à cause de leur talent ou de leur beauté et qui ont recueilli sur la scène les applaudissements et les fleurs, ont été en but aux sollicitations des dames les mieux nées.

Tout d'abord, ce ne furent que des poulets enthousiastes, des messages parfumés ou de riches cadeaux. L'adoratrice vient féliciter l'artiste en sa loge, elle y revient adulatrice, cajoleuse, et témoigne bientôt d'une amitié que l'artiste accepte de partager.

Des promenades ensemble sont faites et finalement la saphiste, à la suite d'une griserie plus forte, avoue son amour et quémande des caresses.

Bien souvent, tous ces préliminaires ne sont pas nécessaires. L'artiste est connue pour ses tendances ou ses complaisances. La dame saphiste qui s'en éprend, brûle donc les étapes et lui demande simplement un rendez-vous. L'autre sait ce que cela veut dire.

La raison d'un tel amour des dégénérées atteintes de saphisme, pour les femmes de théâtre et les ballerines, est la même que celle qui fait préférer ces femmes par les hommes normaux.

Il y a une ivresse de possession très vive à tenir enlacée la femme que tout un soir une salle applaudit et désira. Cette joie est sadique, elle est naturelle chez l'homme.

Les saphistes ont la même mentalité et les mêmes désirs amoureux que les hommes, c'est là le fond de leur dégénérescence, il ne faut donc pas nous étonner de les voir se jeter aux genoux de la même catégorie de femmes.

Il existe des liaisons, contractées entre des saphistes du high life et des artistes renommées, qui sont connues du Tout Paris qui potine.

Les joyaux dont se parent certaines comédiennes et qu'on sait leur avoir été offerts par celles qui les choyent officiellement, apparaissent comme des offrandes d'amour bien davantage que comme des garanties d'amitié.

Ces liaisons forment de véritables couples formés en vue de goûter de la volupté. Souvent la même femme est convoitée par plusieurs saphistes, et les compétitions donnent lieu à des scènes de jalousie qu'on se chuchote, à des actes désespérés qui demeurent inexplicables pour le public.

Est-il besoin de dire que beaucoup de celles qui acceptent les hommages des saphistes ne doivent pas seulement à qui les adore, leurs bijoux et leurs fleurs, mais qu'elles leur sont souvent redevables de tout le confort, de tout le bien-être dont elles jouissent. Ce sont de véritables entretenues ayant chevaux, laquais et voitures.

On les dit très sérieuses parce qu'elles ne reçoivent jamais d'hommes en leurs boudoirs. La réalité est qu'elles se livrent, chaque jour, aux inverties qui se donnent le droit, grâce à leurs prodigalités, d'exiger tant de caresses qu'il leur plaît.

Quelquefois, par pur caprice sexuel et par recherche étrange de la volupté, ces entretenues en arrivent à aimer le corps de leurs entreteneuses. Mais le fait est rare.

L'amour d'un côté, de l'autre l'intérêt, tels sont les deux liens qui unissent ces ménages de femmes et qui sont suffisamment étroits pour que nous paraisse juste l'appréciation suivante de Balzac.

« Il n'y a rien de plus fort, disait ce romancier, que l'amour d'une femme pour une autre femme ».

Que ce soit un amour réciproque ou bien l'amour et l'intérêt, beaucoup de saphistes n'en viennent pas moins aux actes extrêmes lorsqu'on veut les séparer.

C'est ainsi qu'à Memphis, en 1892, deux jeunes filles, Alice et Fréda, ayant, dit Thoinot, contracté une liaison d'un amour inverti fort peu platonique, les familles intervinrent, séparèrent les deux amantes, et Fréda fut fiancée à un jeune homme. Ne pouvant plus posséder son amie et voulant l'empêcher d'être à un autre, Alice tua Fréda en plaine rue de Memphis, à coups de rasoir !

Ce n'est pas seulement sur les premiers échelons de la société qu'on peut rencontrer des ménages de saphistes. On peut les constater en tous les milieux, en des proportions variables toutefois et sous des dehors plus ou moins apparents.

Beaucoup de bourgeoises peu fortunées trouvent, en leurs relations, une âme sœur avec laquelle elles s'entendront à merveille pour passer leur temps à d'autres besognes que celles de leur ménage.

Et que de perversité maladive en les recherches, gauchement sensuelles, auxquelles se livrent les ouvrières et les apprenties, pour se procurer mutuellement de la jouissance, grâce à l'onanisme, aux enlacements, aux baisers, aux frôlements lascifs de leurs nudités, etc.

Quand les deux saphistes forment un ménage, l'une des deux s'appelle le *père*, à lui revient le rôle actif en les diverses manœuvres mises en pratique pour la recherche du plaisir sexuel ; l'autre est appelée la mère, elle joue, en l'accouplement homosexuel, un rôle passif.

Mais nombre de saphistes, vont, glanant leurs étreintes, au long des rues, par les sentes du Bois et des jardins, dans les magasins où la clientèle féminine abonde, dans les églises aux jours de solennités religieuses, dans les tavernes, enfin, et au théâtre.

Ce ne sont pas pour cela des prostituées. Sans doute, beaucoup de ces quêteuses de spasmes féminins ont pour but principal de gagner quelque or à ce jeu, mais une assez grande quantité aussi ne sont incitées que par le désir d'union homosexuelle qui aiguillonne leurs sens.

Les saphistes ont leurs recherches simplifiées par la

facilité avec laquelle elles se reconnaissent. Que ce soit le regard provocateur et engageant, le coup de langue rapide et significatif caressant les lèvres d'un mouvement de latéralité ou gonflant la joue par une pression sur la face interne, que ce soit le toutou enrubanné qui les accompagne, toujours est-il qu'une saphiste experte reconnaît vite celle-là qu'elle peut aborder.

Il existe à Paris, comme en toutes les grandes villes, des lieux spéciaux où se promènent et où se rencontrent de préférence les saphistes. C'est ainsi que nombre de restaurants, sis en les quartiers aux riches hôtels, donnent à certaines heures des collations qu'on a baptisées de noms anglais et qui ne sont que des prétextes de réunion pour les saphistes. Il n'y a d'ailleurs que les dames qui peuvent y pénétrer, le flirt y règne, les amantes s'y retrouvent et y décident de leurs heures d'ivresse et d'abandon.

Il y a même des cercles féminins dont les buts étalés sont fort louables, mais dont le but secret n'est autre que celui de favoriser les rendez-vous clandestins des amantes féminins.

Enfin, des dégénérées saphistes, sûres les unes des autres, ont des réunions secrètes que n'inquiète jamais la police et qui ne le cèdent en rien aux réunions d'uranistes pour les ébats, les orgies et la luxure. Dans l'argot de la prostitution, les femmes qui font partie de ces cercles sont appelées des *enflées*.

Parmi les lieux où abondent les saphistes, il faut citer à Paris certaines tavernes de Montmartre, l'avenue des Champs-Elysées et les abords de l'Arc de Triomphe.

Les journaux, en leurs annonces, sont les vecteurs des propositions des saphistes. Sous le dehors bénin du désir qu'exprime une « femme jeune, jolie, etc. » de trouver une amie pour « conversations, distractions, promenades », se donne publiquement l'adresse d'une saphiste, veuve d'une aimée.

Des courtisanes pour saphistes connaissent ce mode de raccroc, et elles en usent suffisamment pour que soient remplies de leurs appels les colonnes de certaines gazettes de la Capitale. Elles se proposent comme dames de compagnie. comme lectrices. Les riches saphistes savent lire entre les lignes et, devinant de quelle compagnie cette femme pourra leur être, elles lui donnent le rendez-vous qui est souvent le premier pas vers les étreintes lascives en un boudoir empuanti d'excitants parfums.

Le saphisme, comme toutes les autres perversions sexuelles dont peuvent être atteints les dégénérés, a engendré toute une catégorie de prostituées qui proposent leurs services aux femmes inverties. Il peut se faire que certaines de ces marchandes d'amour homo-sexuel soient saphistes elles-mêmes. Ainsi serait excusable leur penchant. Mais l'intérêt, l'ardent désir d'un gain facile et d'une oisive vie, l'attrait des débauches et des faciles plaisirs sont souvent les causes réelles du genre de prostitution auquel se vouent certaines courtisanes.

Ces prostituées se tiennent en des maisons de rendez-vous et de tolérance luxueusement aménagées à l'orien-tale, toutes pleins de salles que les tentures rendent silencieuses et qu'emplissent les dégénérées du monde chic, atteintes de saphisme.

Des magasins spéciaux, que rien ne fait distinguer au passant, et qui ne semblent débiter que des jupes, des jupons, des corsages, des corsets ou du linge de femme, ont toute une clientèle de saphistes qui, sous le prétexte d'essayer quelque pièce, demeurent en compagnie de la demoiselle de magasin, dans quelque salon retiré.

Le personnel de ces magasins est instruit pour cet office. De nombreuses dames viennent là chercher leurs spasmes des mains expertes de ces demoiselles, qui se contentent toujours d'essayer. L'essayage est leur prétexte au déshabillage. D'acheter elles n'ont cure. C'est de la volupté qu'elles désirent.

Enfin, au nombre des modes de prostitution pour saphistes, il faut encore citer le rôle des placières. Certaines de celles-ci vont offrir aux saphistes, en leurs appartements, du linge féminin, de la parfumerie. Des colloques s'en suivent avec les saphistes qu'elles surprennent au lit, au bain, en le négligé de leur toilette, et elles savent habilement y vanter leur savoir ou proposer leurs services.

Les pratiques auxquelles les dégénérées saphistes ont habituellement recours pour se procurer de la volupté peuvent être ramenées à trois principales : le saphisme proprement dit, le clitorisme et le tribadisme.

Les femmes, atteintes d'inversion, qui pratiquent le saphisme, préconisent la masturbation linguale. C'est à cette manœuvre qu'on a donné le nom de *cunnilingus*.

Tantôt il s'agit d'une caresse effectuée avec la langue sur les parties génitales externes, gland et lèvres ; tantôt il s'agit d'attouchements et de caresses que la main distribue à tout le corps de l'aimée ce pendant que les bouches sont unies. Le terme « cunnilingus » ne s'applique ordinairement qu'au premier procédé. Nous trouvons une quasi complète réalisation de la seconde pratique en ce récit de la « *Religieuse* » de Diderot.

« Elle baissait les yeux, dit la sœur Suzanne en parlant de sa supérieure, la main dont elle me tenait embrassée me serrait plus fortement ; celle qu'elle avait appuyée sur mon genou pressait davantage ; elle m'attirait sur elle ; mon visage se trouvait placé sur le sien, elle soupirait, elle se renversait sur sa chaise, elle tremblait. Elle avait levé son linge de cou et avait mis une de mes mains sur sa gorge ; elle se taisait, je me taisais aussi ; elle paraissait goûter le plus grand plaisir. Elle m'invitait à lui baiser le front, les joues, les yeux et la bouche ; et je lui obéissais. Son plaisir s'accroissait, et comme je ne demandais pas mieux que d'ajouter à son bonheur d'une manière innocente, je lui baisais encore le front, les joues, les yeux et la bouche.

« La main qu'elle avait posée sur mon genou se promenait sur tous mes vêtements, depuis l'extrémité de mes pieds jusqu'à ma ceinture, me pressant tantôt dans un endroit, tantôt dans un autre ; elle m'exhortait en béyagant, et d'une voix altérée et basse, à redoubler mes caresses, je les redoublais ; enfin il vint un moment, je ne sais si ce fut de plaisir ou de peine, où elle devint pâle comme la mort ; ses yeux se fermèrent, tout son corps se tendit avec violence, ses lèvres se pressèrent, puis la bouche s'ouvrit et elle me parut mourir en poussant un grand soupir ».

Les saphistes qui préfèrent le *cunnilingus* aux autres moyens d'accéder à la volupté sexuelle, jouent un rôle qui est tantôt actif, tantôt passif. Elles ont reçu le nom de *gousses* et de *gougnottes*. On les rencontre vêtues toutes deux de la même façon et c'est à cause de cette ressemblance qu'elles furent encore appelées « petites sœurs ». Elles vont enlacées, se témoignant leur amour par des caresses publiques et demeurent sourdes aux sollicitations des suiveurs.

Quand elles ont recours au clitorisme, les saphistes opèrent un simulacre d'accouplement. L'une d'elles, en effet, fait pénétrer en le vagin de son amie, son clitoris extraordinairement développé congénitalement ou par une masturbation clitoridienne excessive. Cette masturbation est très pratiquée dans les harems, aussi l'union par clitorisme y est-elle fort répandue.

Quand leur gland n'est pas suffisamment développé, les saphistes se servent alors pour réaliser leurs accouplements d'un instrument, connu de toute antiquité, attaché à la ceinture par des bandelettes, ressemblant à un membre viril et s'appelant « priape » ou « gaudemiché ».

Ces dégénérées qui imitent si complètement l'homme en leurs rapports homosexuels, prennent de l'homme la mise, l'allure, les occupations, et paraissent les plus inverties d'entre les saphistes.

Quant aux tribades, elles se contentent d'un simple accollement des parties génitales externes.

Toutes les civilisations eurent des dégénérés atteintes de saphisme.

La Grèce n'eut point que Sapho. Beaucoup de prostituées, appelées auletrides, et qui correspondaient à celles-là d'entre les protituées d'aujourd'hui qui sont libres de leurs amours, allaient jouer de la flûte et danser à demi-nues aux festins où les femmes qui en étaient les convives les conviaient à des homosexuels ébats.

Lucien fait dire à l'une d'elles, Leaina : « Mégilla et Démonassa me firent venir pour jouer de la cithare, et quand j'eus fini de jouer, que le soir fut venu, qu'il fut temps de dormir, Mégilla me dit : « Voyons, Leaina, c'est le moment d'aller au lit ; couche ici avec nous et entre nous deux » (1).

Les femmes de Rome, patriciennes et prostituées, connaissaient aussi les amours saphistes. A la fin de festins nocturnes où le falerne coulait à flots mêlé aux aprhodisiaques, elles se déclaraient, dit Juvenal, leurs fureurs concentrées, elles bravaient à l'envi la statue de la Pudeur et se livraient, à la clarté de la Lune, des assauts réciproques. Les tribades étaient alors appelées frictrices.

---

(1) LUCIEN. *Mimes des Courtisanes.*

Pendant tout le Moyen-Age la fricarelle signifia la pratique du tribadisme.

Au cours des Temps Modernes, le saphisme eut un grand nombre de partisans dont beaucoup appartiennent à l'Histoire comme l'escadron volant de Catherine de Médicis et les amantes de Catherine de Russie.

Il faudrait tout un ouvrage pour relater ce que furent la dégénérescence et l'amour au cours des Ages que vécurent les civilisations dont l'évolution nous est relatée par la tradition.

Nous avons voulu souligner simplement, en terminant ce chapitre, la coexistence, chez tous les peuples, des amours saphistes avec les périodes de décadence, avec les causes d'éréthisme et de dégénérescence.

Quant à la vie psychique et sociale des dégénérées atteintes de saphisme, il est évident qu'elle ressemble à celle des autres dégénérés. Tout le champ de leur conscience est occupé par l'appétit sexuel morbide qui a la femme pour but, c'est-à-dire un être du même sexe.

L'amour ne saurait être compris autrement, ni voulu, par ces femmes impulsivement mues vers un but anormal et pathologique.

Il paraît que dans les maisons publiques, des visites spéciales sont faites, par des personnages de la police, afin de s'assurer que les femmes qui y vivent ne sont pas couchées ensemble, comme il arrive fréquemment aux prostituées qui sont dégoûtées de se livrer à l'amour hétérosexuel. La répression du saphisme s'arrête là. Des femmes peuvent impunément se témoigner leur amour en pleine rue, on ne trouve point là raison à sévir.

Nous voudrions que cette tolérance soit le fruit d'une vraie connaissance de l'inversion et de la dégénérescence dont ces femmes sont atteintes.

———

CHAPITRE VIII

Les Dégénérés exhibitionnistes

Le professeur Lasègue, en 1877, attira l'attention du
monde savant, des aliénistes et des magistrats, sur certains malades qui étaient invinciblement poussés à découvrir devant autrui leurs organes génitaux. Il fit, de ces
malades, de ces dégénérés, car c'en était, un portrait
clinique si complet, que, depuis lors, rien n'y fut ajouté
et qu'on leur laissa le nom d'exhibitionnistes qu'il leur
avait si justement donné.

Les dégénérés atteints d'exhibitionnisme ont donc un
penchant morbide et inéluctable qui leur fait montrer
leurs organes génitaux à des femmes, à des enfants, qui les
pousse à se masturber ostensiblement devant les promeneuses rencontrées au bois ou dans des rues désertes ;
devant des dames en la compagnie desquelles ils se
trouvent en visite ou en voyage, devant des hommes même.

Ce sont eux qui se rendent coupables de tous les attentats aux mœurs dont les gazettes à scandale emplissent
avec soin leurs colonnes putrides. On les appelle des
satyres. Ce sont eux encore qui se faufilent en les foules
compactes pour pouvoir se presser contre les postérieurs
opulents de certaines dames dont la croupe les fascine.

D'aucuns, en effet, comme ce dégénéré dont Magnan
publia l'histoire, se contentent de montrer leur verge
et leurs testicules.

G., dit Magnan, était monté sur l'impériale d'un omnibus, les
yeux braqués sur les fenêtres pour y découvrir des femmes,
lorsque arrivé à la hauteur de la rue Bréda, il n'y tient plus ; il

interrompt sa course, descend et va se poster sous la porte d'entrée d'une maison, étalant ses organes génitaux aux yeux de deux jeunes filles et d'une femme de chambre qui se trouvaient en face, à une fenêtre du premier étage. Interpellé par le père des jeunes filles, il s'éloigne, et, passant dans la rue Labruyère, il rencontre deux dames devant lesquelles il se livre stupidement à une nouvelle exhibition. Il est immédiatement arrêté par un agent qu'on venait de prévenir.

Un an plus tard, il est arrêté une seconde fois au moment où, placé dans le tambour de la porte d'entrée de l'église Saint-Germain l'Auxerrois, et entrebaillant le battant extérieur, il venait d'exhiber ses organes génitaux aux regards de plusieurs ouvrières d'un atelier situé en face, dans la maison portant le nᵘ 13 de la rue des prêtres Saint-Germain l'Auxerrois. (1).

D'autres dégénérés atteints d'exhibitionnisme se masturbent devant les femmes qu'ils parviennent à rendre témoins de leur exhibition. Tel est le cas de cet exhibitionnisme, relaté par Hotzen, où, en plus du désir d'être aperçu et d'attirer les regards sur son pénis, le malade se livre à une pratique de masturbation.

L., trente-sept ans, fit, du 15 octobre jusqu'au 2 novembre 1889, un grand nombre d'exhibitions devant les jeunes filles ; il avait commis ces actes en plein jour, dans la rue, et même dans les écoles où il pénétrait. A l'occasion, il arrivait qu'il demandait aux filles la masturbation ou le coït, et comme cela lui était refusé il se masturbait devant elles. Se trouvant dans un cabaret, il frappa avec son pénis, mis à nu, sur les vitres, de sorte que les servantes et les enfants qui étaient dans la cuisine le virent.

Ce malade expliquait ainsi ses actes. Il commence par ressentir une impulsion à boire. Dès qu'il a bu il se produit un afflux de sang à la tête, des vertiges, de l'inquiétude, de l'angoisse, de l'oppression. Il tombe dans une sorte de rêve. Un charme irrésistible le contraint à se découvrir, ce qui lui procure du soulage-

---

(1) Magnan. *Loc. cit.*

ment et de la liberté pour respirer. Il ne garde de ses actes que le souvenir très vague d'un rêve lointain (1).

Tel est encore le cas de ce dégénéré, observé par Magnan, et pour qui la masturbation était nécessaire, en outre de l'exhibition des organes génitaux, quand il voulait accéder à la volupté de cette étrange et morbide façon.

B., Edouard, âgé de 15 ans, hypospade, convulsivant dans sa première enfance, était pris depuis deux ans de priapisme avec érection, et purement spinal, sans idée de rapprochement sexuel. Il avait plusieurs fois essayé, mais sans succès, de faire cesser l'excitation par l'onanisme ; l'érection sans nouveaux attouchements se produisait presque aussitôt.

Depuis trois mois, il éprouve de l'attrait à la vue de la femme. Il se rend dans une maison de tolérance et, malgré son vif désir de copulation, il reste absolument frigide. A quelques jours d'interval'e, il recommence l'expérience cette fois avec succès, mais, dit-il, sans aucune satisfaction. Depuis six semaines, il se sent poussé, dès qu'il aperçoit une femme, jeune ou vieille, peu importe, même une petite fille, non pas à rechercher des relations intimes avec elle, mais à se masturber sous ses yeux et, à quatre reprises, malgré la conscience parfaite de l'obscénité de l'acte, malgré l'idée très nette des punitions qu'il encourait, il ne put, dit-il, s'empêcher d'exhiber ses organes génitaux et de se masturber (2) ».

Les exhibitionnistes recherchent pour accomplir librement leurs actes, les endroits écartés, les rues peu fréquentées où peu de monde s'engage ; les églises sont particulièrement choisies par ces malades de même que certaine allées du Bois de Boulogne où, pendant les jours de semaines, bien peu de promeneuses s'engagent.

Ils vont comme des poètes rêveurs, lentement, par les sentes solitaires, ou se cachent en les fourrés, comme pour

---

(1) Hotzen *Friedreich Blaetter*, 1890, fasc, 6.
(2) **Magnan**, *Société de Médecine légale*, juin 1890.

guetter leur proie. S'en vient-il autour d'eux une femme, des enfants, surtout des petites filles dont les mollets nus pourront aviver leur désir, ils exhibent brusquement, hors de leur pantalon, leur membre viril. Cette manœuvre leur procure immédiatement une érection et bien souvent l'exhibitionniste accède à la jouissance par cet élémentaire moyen.

Ils ne demandent rien à la femme, se contentant de leur montrer leurs organes génitaux. Il est toutefois une condition qu'ils réclament de l'attitude de la femme pour que leur volupté puisse être provoquée. Elle consiste en un regard.

Si le dégénéré montre ainsi ses organes génitaux, c'est pour que la femme qu'il rend témoin de son acte, les regarde. A-t-il cru voir en les yeux qu'attirèrent la verge ou les testicules, le feu d'un désir, oh alors, l'exhibitionnisme est au comble d'un bonheur sexuel auquel il ne saurait parvenir avec le coït.

Comme tous les dégénérés atteints de quelque perversion du sens génital, les exhibitionnistes ne recherchent d'ailleurs pas à pratiquer le coït. Ils n'ont pour cette manœuvre copulatrice aucun désir, aucun goût. Ils ne sauraient la réaliser parce que l'érection ne pourrait se produire chez eux, en telle occasion. C'était le cas de ce malade dont nous empruntions plus haut l'histoire au docteur Magnan.

Les femmes sont le plus souvent effarouchées par la brusque apparition d'un homme qui se découvre devant elles avec obscénité. Toutefois il est des cas où ce spectacle ne leur déplaît pas. Elles se repaissent alors volontiers de la contemplation d'un membre viril. Il en est même qui s'en reviennent aux mêmes endroits pour jouir de la vue des mêmes organes et qui se livrent à leur tour à quelque exhibition. C'est ainsi qu'un dégénéré put s'exhiber pendant trois jours de suite devant une dame qui regardait avec plaisir ses organes génitaux et qui devait bien sûr goûter quelque sexuelle émotion à cette vue.

La femme est naturellement exhibitionniste. Aussi ne trouvons-nous, en les annales médicales ou criminelles, que fort peu de cas où l'exhibitionnisme de la femme soit signalé.

George cite le cas d'une petite fille de douze ans qui, chaque jour, entraînait des petits garçons de son âge en des endroits écartés pour leur montrer ses organes génitaux et pour les inviter à en faire autant devant elle (1).

Mais la Société n'a jamais eu à juger du haut de ses tribunaux, où sont installés des magistrats aveugles ou aveuglés, quelque fait d'exhibitionnisme, analogue à ceux que nous rapportons ici et qui sont imputables à la dégénérescence mentale dont certains hommes sont atteints.

Est-ce à dire pour cela que la femme ne soit pas exhibitionniste ? Bien au contraire, et c'est parce qu'elle est normalement exhibitionniste qu'on ne pensa pas à signaler chez elle ce caractère nosologique. L'œil du médecin, attiré par tout ce qui est pathologique, ne s'arrête pas sur les états normaux, ne remarque pas ce qui constitue une modalité physiologique et constante.

La femme, disons-nous, est exhibitionniste, en le cours de sa vie sexuelle, et de son exhibitionnisme elle est inconsciente. On n'a pas une conscience bien nette des états physiques ou psychiques qui constituent la personnalité, l'individu, on n'a conscience que des accidents qui troublent et modifient ces mêmes états. Or la femme

---

(1) George, *Considérations sur les exhibitionnistes impulsifs.* Thèse, Paris, 1899.

est exhibitionniste parce qu'elle est femme. En quoi consiste, en quels actes laisse-t-elle percer cet exhibitionnisme ?

La femme est naturellement portée à se découvrir, à montrer aux hommes, sinon ses organes génitaux, du moins ce qui est son propre corps, comme ses épaules, sa gorge, sa nuque, sa poitrine, ses bras, ses mollets enfin que cachent pour la frime les bas ajourés qui les enserrent étroitement.

Peut-on croire qu'il n'y ait pas un peu d'intention en le décolletage au moyen duquel, au bal, au spectacle comme en les dîners, les dames montrent une grande partie d'elles-mêmes. Tous ces appas qu'elles étalent en le seul désir plausible d'exciter le rut 'des hommes avec qui elles se trouvent, elles ne voudraient pas les exhiber en la rue, mais sous le lustre, en buvant le champagne, en pirouettant étroitement enlacées par des cavaliers entreprenants, elles trouvent cela naturel et de bon ton.

Affaire d'éducation et d'hypocrisie. Mais nous ne voulons pas faire beaucoup de différence entre l'homme qui exhibe sa verge dans un fourré du Bois de Boulogne et la dame, lascive ou non, qui nue, jusqu'à la ceinture, promène sa poitrine dénudée, ses seins appétissants, au milieu d'hommes qu'elle sait ne point jouir du spectacle sans en ressentir quelque excitation génitale.

Tous deux, en effet, tendent à s'offrir. La femme s'offre et cela lui est naturel. L'amour de la femme est un amour passif, c'est-à-dire qu'en amour son rôle n'est pas de conquérir, n'est pas de demander, mais de s'offrir.

Et pour s'offrir que pourrait-elle faire de mieux que d'étaler, en une pose provocatrice, ce qui revêt en sa personne le plus de charmes séducteurs, ce qui est capable d'exciter davantage la convoitise charnelle des hommes : gorge, seins, bras marmoréens et mollets d'une ligne aux courbes séductrices.

La nudité est la qualité d'un corps qui s'offre en pâture aux désirs masculins. C'est le corps nu que les femmes s'offrent aux amants, que les prostituées essaient, dans les lupanars, de produire chez les visiteurs, l'éveil de l'appétit génital ; c'est en se dénudant que les femmes qui voulurent, depuis et avant madame Putiphar, séduire quelque adoré de leur flamme, se présentèrent, lascives et ondoyantes, aux regards demeurés trop longtemps indifférents.

Nombre de femmes trouvent une véritable joie à se trouver nues. Des dames qui paraissent, au demeurant, fort prudes et de bourgeoise allure, passent leurs matinées, dans leurs boudoirs, vierges de tout voile, s'admirant en leur psyché et prennent prétexte de la moindre chaleur importune, pour passer des journées entières sans le moindre accoutrement, sans le plus léger peignoir, amoureuses de leur propre corps et sachant quelquefois très bien que des regards concupiscents les épient.

Il est des femmes, enfin, qui prennent plaisir, en leurs promenades, à montrer une jambe de cambrure excitante, et sur laquelle se portent les yeux allumés des suiveurs et des passants ; qui, au cours des visites qu'elles reçoivent, laissent voir, comme par mégarde, à travers l'échancrure d'un corsage de dentelles ou d'un peignoir mal ajusté, certaines parties de leur corps parfumé, sur lesquelles elles constatent, avec un frémissement d'aise, que les yeux du visiteur se sont portés non sans déceler un éclair de convoitise et de possession.

Or, toutes ces tendances caractérisent l'état d'âme féminin. Ce n'est autre chose que du masochisme.

Nous avons comparé à cette modalité psychique, qui n'est qu'une forme de l'instinct féminin, l'état d'esprit de l'homme exhibitionniste. Nous avons même dit que la ressemblance était telle que la superposition était possible. Il nous reste à prouver nos dires, à démontrer la justesse de notre explication.

Que désire le dégénéré qui montre à une femme ses organes génitaux ? Il veut que la femme baisse les yeux sur ces derniers. Le regard revêt pour lui la valeur de celui qu'excite la femme dont nous faisions plus haut le portrait et qui se plaît à éveiller l'appétit sexuel d'un homme en lui laissant voir un peu de sa chair. Il y voit l'éclair d'une possession. Il y voit parfois aussi une expression de mépris qui lui donne la conscience d'être en une situation ridicule et qui l'enivre.

Nous avons déjà vu combien les masochistes sont désireux de cette ivresse dont ils font le but de leurs desseins et de leurs manœuvres. L'opinion de Jean-Jacques-Rousseau est utile à citer sur ce point car, par sa clarté décisive, elle fixe définitivement la valeur psychologique de la manœuvre exhibitionniste. Elle prouve que la plupart des dégénérés atteints d'exhibitionnisme sont bien des masochistes, et que nous pourrions dire des premiers tout ce que nous avons déjà dit des seconds.

« Ce qu'elles voyaient, disait Jean-Jacques Rousseau, narrant un acte d'exhibitionnisme dont il était lui-même le maladif héros, ce n'était pas l'objet obscène, je n'y songeais même pas, c'était l'objet ridicule. Le sot plaisir que j'avais de l'étaler à leurs yeux ne peut se décrire. Il n'y avait de là plus qu'un pas à faire pour sentir le traitement désiré, et je ne doute pas que quelque résolue ne m'en eût donné, en passant, l'amusement, si j'eusse eu l'audace d'attendre ».

D'ailleurs, beaucoup d'entre les dégénérés atteints d'exhibitionnisme ont une prédilection pour les femmes de noble allure, de mise riche, aux toilettes capiteuses, au port majestueux. C'est ainsi qu'ils n'iront pas au Bois le dimanche, mais pendant les jours de semaine, où ils savent n'y devoir rencontrer que les grandes dames qui ont leurs préférences.

Mais les masochistes aussi, nous l'avons vu, avaient cette préférence pour les dames hautaines, de mise élégante et riche. Cela ne fait que donner une raison de plus à notre rapprochement, à notre explication.

Ce n'est pas à dire pour cela que nous accepterions cette explication pour tous les cas d'exhibitionnisme. En effet, il est des exhibitionnistes qui se masturbent devant les femmes et qui ne trouvent pas de volupté à constater les regards qu'elles peuvent laisser tomber sur les organes dénudés ou le mépris qu'elles leur peuvent témoigner.

Ils affectent même souvent, comme ce dégénéré, cité par George, en sa thèse, d'exhiber leur verge et de se masturber devant des enfants.

« X..., dit George, (1), actuellement docteur en médecine, de bonne famille, avait pris vers l'âge de quinze à seize ans, la singulière habitude d'aller tous les jours à la même heure se promener dans le même endroit. Là il savait rencontrer deux petites filles, l'une âgée de treize à quatorze ans, et l'autre de six à sept ans. Aussitôt qu'il les apercevait, il exhibait ses organes génitaux et les balançait en regardant les fillettes, sans d'ailleurs songer à faire autre chose de plus.

Ayant failli être surpris un jour par le père des deux enfants, il parvint à ne plus continuer ce manège, mais il tomba dans un onanisme effréné. Il y a quelque temps apercevant devant lui sur un trottoir de Paris une jeune fille qui, relevant ses jupes, montrait un mollet bien ferme et bien rond, son appétit d'exhibition le reprit soudain, et ce n'est qu'à mille peines qu'il pût résister et s'enfuir chez lui.

---

(1) George, *loc. cit.*

Est-ce la nudité de certaines parties des enfants qui peut exciter leur convoitise. Sans doute, et nous devons le croire, pour ce docteur dégénéré, puisque la vue d'un mollet « bien ferme et bien rond » l'invite à se masturber en pleine rue. D'ailleurs, nous ne pouvons comprendre qu'un masochiste s'exhibe devant des jeunes filles, des gamines. Celles-ci n'ont rien en elles qui puisse lui donner quelque idée de supériorité.

Il faut admettre plutôt qu'il s'agit là de ce que nous avons appelé un coït idéal, c'est-à-dire que l'exhibitionniste se masturbe en se représentant en train d'effectuer le coït avec la femme. Devant des enfants, il se trouverait mêlé à ce désir de coït idéal, un peu d'instinct sadique sur lequel nous avons à bon droit insisté au seuil de cet ouvrage.

Il peut même se trouver de l'uranisme chez un dégénéré déjà atteint d'exhibitionnisme. Quand un dégénéré n'aura aucun désir sexuel pour la femme, il est juste de penser que s'il en vient à exhiber ses organes génitaux ce ne sera pas devant une femme, mais devant un homme. C'est le cas du dégénéré dont Legrand du Saulle a publié l'histoire suivante :

« Un jeune homme de 20 ans, licencié ès-lettres, à l'esprit très orné, au caractère froid et morne, aux tendances contemplatives, misanthropiques, haineuses, recherchait volontiers la solitude et témoignait une répulsion frappante pour la femme en général et pour tout ce qui pouvait trahir une origine féminine. Il se sentait au contraire invinciblement attiré vers l'homme, les images, les tableaux et les statues représentant des nudités masculines ; il possédait des planches d'anatomie consacrées aux organes génitaux de l'homme et aux annexes de la virilité.

Il fut appréhendé un jour à la place de la Bourse, dans un urinoir abrité, alors qu'un vieillard et lui, à une certaine distance l'un de l'autre, se montraient complaisamment leurs parties sexuelles (1) ».

Chez ce dégénéré la tare prédominante, l'aberration principale, celle-là qui canalise l'autre, c'est l'uranisme. C'est parce qu'il est inverti, en effet, qu'il exhibe ses organes génitaux devant des hommes. La seconde n'est en quelque sorte qu'un épiphénomène.

Nous avons vu qu'un masochiste est un inverti — un inverti psychique tout au moins — puisqu'il désire subir la femme et non la posséder. Nous savons, d'autre part, combien est féminine la partie psycho-sexuelle d'un inverti, d'un uraniste. Masochisme, exhibitionnisme, peuvent donc être considérés comme des symptômes, comme des modalités d'une inversion sexuelle plus ou moins apparente, d'un relief plus ou moins net.

L'uraniste qui sera exhibitionniste ne nous surprendra donc pas. Bien plus, il nous apparaîtra comme un uraniste ayant toutes les défectuosités et tous les apanages que concède et que doit concéder l'inversion sexuelle. En faisant le portrait de l'uraniste et en rapportant celui qu'en avait fait Tardieu, nous avons d'ailleurs signalé la tendance à l'exhibitionnisme, tendance qui pousse les invertis à se décolleter autant que des femmes.

Donc ce qui intéressera le médecin et le psychologue, en un cas semblable à celui rapporté par Legrand du Saulle, ce sera l'uranisme et non l'exhibitionnisme.

On a regardé comme des exhibitionnistes ceux-là qui vont dans les foules, pour se coller contre les fesses des femmes. Beaucoup d'entre eux, en effet, sortent leurs organes génitaux de leur pantalon pour amener l'érection et l'éjaculation, en frottant leur verge contre le postérieur des femmes.

---

(1) LEGRAND DU SAULLE, *Annales médico- psychologiques*, 1876.

Ces dégénérés, qu'on appelle les frotteurs en jargon policier, nous apparaissent surtout comme des fétichistes des fesses. Le fétichisme est chez eux une aberration antérieure et primaire. L'exhibitionnisme ne fait que se greffer sur elle.

Ces malades frottent leur verge contre les fesses des femmes parce que les fesses revêtent pour eux l'allure et la force excitante d'un fétiche. Ils font subir à leur membre viril le contact de leur fétiche, des fesses, comme le fétichiste de la chaussure, du tablier ou des nattes, amenait l'éjaculation en apposant sa verge contre la chaussure, le tablier ou la boucle de cheveux.

Les frotteurs, pour les appeler par leur nom populaire et assez juste, sont ordinairement revêtus d'un pardessus sévèrement boutonné, leur verge est, au-dessous, libre de tout linge ; elle est découverte en attendant le contact désiré. Ce contact ne tarde pas à survenir.

Le frotteur recherche les endroits où la foule se presse. Il va dans les magasins où les dames se bousculent devant certains rayons. Il se mêle aux flots de la foule des curieuses, comme un curieux étonné lui-même d'être bousculé, et il se presse contre la croupe qu'il a jugée la mieux faite, la plus saillante, et qu'il devine comme devant le mieux plaire à son appétit.

L'éjaculation ne tarde pas d'ordinaire à survenir. Nous savons qu'elle survient toujours très vite chez les dégénérés atteints de quelque perversion sexuelle. Il faut toutefois que ces dégénérés puissent se trouver en les circonstances convoitées. Et c'est justement le cas de notre frotteur ayant pu s'accoler au postérieur d'une dame.

Les stations d'omnibus, les attroupements suscités par quelque camelot bonisseur, les sorties des théâtres, des salles de conférences, les expositions sont aussi fréquentées par les frotteurs. C'est ainsi qu'à la tombée de la nuit, un crémier se dirigeait vers les rassemblements, aux stations d'omnibus, auprès des bateleurs ; il s'approchait et se plaçait derrière une femme, cherchant de préférence la plus grosse, puis il retirait sa verge qui restait flasque et se frottait contre les fesses de sa voisine. C'est pendant qu'il se livrait à cet acte, à la station d'omnibus de la place Clichy qu'il fut arrêté par un agent des mœurs.

Le cas des frotteurs ne saurait être expliqué par le masochisme comme celui des exhibitionnistes qui se contentent de montrer leurs organes génitaux aux passantes. Le dégénéré atteint de frottage est avant tout un fétichiste des fesses. Il n'est exhibitionniste que pour caresser le fétiche de sa verge comme le font une grande partie des dégénérés fétichistes.

Quelle est, en face des actes de frottage que ces dégénérés leur font subir, la conduite des femmes ?

Souvent elles ne s'aperçoivent point de la pression dont elles sont victimes. Elles pensent qu'il s'agit d'une poussée occasionnée par le grand nombre de personnes qui sont désireuses de circuler ou d'approcher, et ne se doutent pas de la pâture qu'elles offrent à l'exhibitionniste.

Parfois cependant il arrive que, l'une d'elles a conscience de la caresse qu'on prodigue à sa tournure. Alors elle s'enfuit, échappe au frotteur, ou bien rougissante d'aise, elle est heureuse elle-même de se sentir ainsi frôlée et demeure en place. Il en est qui goûtent de la volupté à se sentir possédée par l'audacieux qui met alors plus de force et de zèle en ses caresses.

La femme, en subissant cette possession idéale, dont le frottage exécuté contre sa fesse est l'indice décélateur, ne fait toujours que se conduire en digne représentant d'un sexe, dont le rôle et le désir sont d'être possédés par le mâle, par l'homme.

En ces cas, qui sont moins rares qu'on pourrait le le croire, la femme se presse elle-même contre l'homme qui est derrière elle. L'homme est alors superlativement excité. Des prostituées de mise bourgeoise se prêtent volontiers à ce jeu, en l'espoir que la conversation se liera et qu'elles pourront vendre au frotteur un instant d'amour. Leur but n'est jamais atteint, car l'exhibitionniste ne désire pas autre chose que le contact des fesses qui lui sont complaisamment prêtées, et dès qu'il aura goûté le spasme vénérien, il s'en ira plus loin chercher le même plaisir.

Comme tous les pervertis du sens génital, les exhibitionnistes sont des malades atteints de dégénérescence mentale. Leur aberration n'apparaît aux yeux du clinicien, du psychologue et du juge averti que comme un syndrome épisodique de dégénérescence. Leur tare les rend dignes de pitié devant la foule, d'irresponsabilité devant les tribunaux, d'intérêt immédiat pour le médecin et le thérapeute.

Comme preuve de cette manière de voir il faut citer en premier lieu la concomitance, chez ces malades, d'autres symptômes de dégénérescence, d'autres tares nerveuses ou mentales.

Une femme en se promenant aux Buttes-Chaumont, glisse et se blesse légèrement à la cuisse. Assise sur le trottoir elle relève tranquillement sa robe pour se panser. Deux sergents de ville l'interpellent ; elle leur répond en riant : « Mettez-y votre nez » et, ce disant, elle se découvre entièrement.

Devant le tribunal elle avoue tout et raconte, dans son inconscience paralytique, la bonne farce qu'elle a faite, dit-elle, aux sergents de ville.

Cette femme était paralytique générale.

Il est des individus qui, par suite d'excès ou de revers, en viennent à être normalement très affaiblis. Ce sont les vaincus de la vie, les êtres insuffisamment adaptés à leur milieu, que les infortunes terrassent aisément, qui présentent des désordres psychiques, tout comme l'organisme végétatif peut se détériorer facilement, quand il n'a pas en lui les qualités physiques suffisantes pour triompher des obstacles pathogènes qu'il rencontre.

Ces malades, car ils le sont dès qu'ils succombent, sont souvent ce qu'on appelle des neurasthéniques ou mieux encore des psychasthéniques. Comme en le cas suivant ils peuvent devenir des exhibitionnistes.

B., 56 ans. Pas d'hérédité mentale. Elevé tout d'abord dans sa famille, il ne fut mis en pension qu'à l'âge de 10 ans: c'est là qu'il commença à suivre de mauvais exemples, et à s'adonner à l'onanisme. Il eut pour la première fois des rapports sexuels à l'âge de 18 ans, avec une amie de sa famille, lesbienne convaincue, dont il avait été l'instrument, et qui l'avait initié à la masturbation mutuelle. Il devint syphilitique à 22 ans et se soigna toujours fort mal. Marié à 25 ans, il a toujours vécu tranquillement de la vie de famille sans excitation sexuelle anormale.

En 1889, à la suite de mauvaises affaires, il présenta pendant quelque temps des idées de suicide. C'est alors qu'à la suite de privations de nourriture et d'excès de café, revenant un jour de Paris et rentrant chez lui à Suresnes, il fut pris subitement, dans le Bois de Boulogne, d'un malaise inexprimable avec sensation d'angoisse et douleurs dans les testicules. Voulant essayer de calmer ces souffrances, il s'enfonça dans le Bois, et exhiba ses organes génitaux. Il resta là assez longtemps, sans la moindre érection, mais aussi sans chercher à se cacher. Il fut surpris, emmené au poste le plus voisin et consécutivement condamné à six jours de prison.

La deuxième fois, en avril 1890, il fut pris en traversant le Luxembourg d'un accès semblable ; il éprouva le même malaise et la même impulsion irrésistible à exhiber ses organes génitaux : il fut considéré comme responsable et condamné à deux mois de prison.

La troisième fois, en 1892, la scène se passa dans le Bois de Vincennes : il fut aperçu par des enfants, dénoncé, pris et condamné à deux mois de prison. Enfin la dernière fois, en mai 1894, la scène se renouvelle au Bois de Boulogne, il fut encore pris et condamné.

Il affirme être poussé par une force irrésistible ; dans l'intervalle des accès, il se rend parfaitement compte de l'absurdité de ses exhibitions, et ne présente pas d'ailleurs la moindre idée érotique(1)

Les épileptiques sont souvent atteints d'exhibitionnisme. Ils se laissent aller, au cours de leurs accès, à des actes dont ils ne gardent nul souvenir, une fois revenus à leur état normal. Ils étalent leurs organes génitaux, sans la moindre conscience, sans la moindre pudeur, d'une façon automatique, comme s'ils n'étaient plus, entre les mains d'un être invisible, qu'une force sans volonté et docilement mue. Tel est le cas de ce fonctionnaire dont Schuchardt a rapporté l'histoire.

K..., fonctionnaire subalterne, 29 ans, de famille névropathique, vivant heureux en ménage, près d'un enfant, a plusieurs fois, au crépuscule, exhibé devant des bonnes. Il est grand, svelte, pâle, nerveux, précipité dans ses allures. Il n'a qu'un souvenir sommaire de ses délits.

Depuis son enfance, il a eu de fréquents états congestifs, avec rougeur vive à la figure, pouls accéléré et tendu, regard fixe et comme dénotant une absence d'esprit. Par-ci, par-là, il y avait dans ses accès abolition des sens et vertige. Dans cet état exceptionnel (épileptique) K... ne répondait que lorsqu'on avait crié plusieurs fois ; alors il revenait à lui, comme s'il sortait d'un rêve. K... prétend que pendant les quelques heures qui précédaient les actes incriminés, il se sentait toujours excité et inquiet, qu'il

____

(1) Lalanne. Thèse, Paris 1896.

éprouvait une angoisse avec oppression et fluxion vers la tête.
Arrivé au summum de cet état, il sortait sans but de la maison et
exhibait quelque part ses parties génitales. Rentré à la maison il
n'avait gardé de ces incidents que comme un souvenir de rêve ;
il se sentait très fatigué et très déprimé. Il est aussi à remarquer
que pendant l'exhibition, il allumait des allumettes pour éclairer
ses parties génitales.

L'avis des médecins concluait que les actes incriminés s'étaient
produits sous l'action d'une contrainte due à l'état épileptique.
Toutefois, il fut condamné avec admission de circonstances
atténuantes (1).

L'exhibitionnisme s'observe souvent au cours des
accès de manie aiguë. Nombre d'aliénés ou d'aliénées,
pendant les crises où sans cesse ils vocifèrent, déclament
et s'agitent, montrent leurs organes génitaux, relèvent
leurs jupes avec une obscénité ricanante.

Nombre de prédisposés ressentent davantage le besoin
d'exhiber quand ils ont bu quelque boisson alcoolique.
L'alcool rend alors comme irrésistible l'impulsion qui les
incite à se découvrir devant quelqu'un.

L'exemple suivant prouve la nocive influence qu'avait
l'alcool sur un dégénéré qui certes, avait, en ses antécédents familiaux, assez de tares manifestées pour s'abstenir de rechercher un nouvel excitant. Il prouve aussi
combien l'alcoolisme prédispose et aggrave la dégénérescence mentale.

Br..., 27 ans, de mère névropathe et de père alcoolique, a un
frère qui est ivrogne et une sœur hystérique. A partir de onze ans,
il pratiqua un onanisme, tantôt solitaire, tantôt mutuel. A partir
de 13 ans il eut un penchant à exhiber. Il essaya dans l'urinoir
d'une rue, en éprouva un bien-être voluptueux, mais eut des
remords bientôt après.

____

(1) Schuchardt, cité par Krafft-Ebing, *loc. cit.* p. 551.

Quand il essayait de combattre son penchant, il sentait une angoisse violente et un serrement à la poitrine. Etant soldat il avait souvent l'obsession de montrer, sous divers prétextes, sa verge aux camarades. A partir de 17 ans, il eut des rapports sexuels avec des femmes. Il avait un grand plaisir à se montrer nu devant elles. Il continuait à exhiber dans les rues.

Mais comme dans les urinoirs il ne pouvait compter que rarement sur des spectateurs féminins, il choisit pour théâtre de ses délits les églises. *Pour pouvoir exhiber dans ces endroits il était toujours obligé de se remonter le courage par quelques verres, et sous cette influence l'impulsion devenait irrésistible.* B... n'a pas été condamné, il perdit sa place, et peu de temps après il fut de nouveau arrêté pour exhibition dans une église (1).

L'exhibitionnisme se trouve donc, chez certains dégénérés, à côté d'autres tares nerveuses ou mentales, comme l'épilepsie et la neurasthénie. On le rencontre chez des alcooliques qui sont eux-mêmes fils d'alcooliques et qui trouvent en leur alcoolisme le surplus qui rend invincible l'impulsion à exhiber.

Une autre preuve de la dégénérescence mentale des exhibitionnistes, c'est la forme impulsive et obsédante que l'exhibitionnisme revêt chez eux.

Le malade est obsédé par l'idée de l'exhibition. Il sait très bien que l'acte auquel il songe est répréhensible et stupide. Mais il ne parvient pas à chasser cette idée du champ de sa conscience. Il lutte pour ne point lui céder, il s'agite, l'angoisse lui serre la gorge ; il pâlit, la sueur coule de son front, son regard se trouble, il perd une juste notion des choses et du milieu, et, enfin, mu par une force qui le terrasse, il cède à l'acte, il exhibe ses organes génitaux.

Alors, une lassitude bienfaisante s'empare de tout son être, il sent le brasier s'éteindre et lui succéder un calme,

---

(1) Magnan. *Archives de l'Anthropologie criminelle.*

une rosée qui le fotn respirer avec aise. Ses poumons se dilatent, son pouls bat à nouveau régulièrement.

Il goûte le bonheur qui coule en ses veines. Que lui importent les réprobations et les railleries. Il est heureux d'avoir succombé, jusqu'au moment où la conscience lui étant revenue en son intégralité justicière, ses sentiments moraux se révolteront contre l'acte commis. Telle est la peinture faite en l'observation suivante.

Joseph B..., le 3 mai 1892, entre à Ste-Anne dans le service de M. Magnan. Il vient d'être arrêté pour avoir, au jardin des Tuileries, exhibé ses organes génitaux devant deux dames. « C'est trop bête, avoue-t-il, mais je ne puis m'en empêcher ». Se rassurant peu à peu sur la signification des questions qu'on lui pose il décrit les angoisses et les transes qu'il a éprouvées, au moment où, saisi par le désir d'ouvrir son pantalon, il a fait d'inutiles efforts pour repousser cette idée.

Le malade flânait seul aux Tuileries, deux femmes à pas lents marchaient vers lui. Depuis un moment il les voyait et restait indifférent. Mais soudain il ressent un malaise qu'il connaît déjà. Envahi par une formidable envie de montrer sa verge à ces dames, il hésite d'abord, il cherche à se reprendre et veut changer de direction. Le désir, à chaque instant plus puissant, paralyse ses tendances. Une angoisse croissante étreint sa poitrine. Il sait que malgré lui il succombera. Ses tempes battent ; un tremblement le secoue, la sueur perle à son front, sa respiration devient plus courte et saccadée. Cependant les femmes l'atteignent et le dépassent, sans qu'il ait encore fait aucun geste. Mais l'obsession est à son comble et trouble toutes les facultés du malheureux ; elle absorbe toutes ses forces. Enfin, impulsivement emporté par elle, il passe devant les femmes, se jette sur un banc et étale au grand jour ses organes génitaux.

Aux tortures de tout à l'heure succède immédiatement un apaisement immense. Mais les deux personnes effarouchées poussent les hauts cris, les passants s'attroupent, les gardes arrivent. B... est arrêté.

B... ayant un oncle paternel qui était mort fou, une mère qui était décédée à Ville-Evrard, s'était laissé entraîner, les jours précédents, à boire de grandes quantités d'absinthe qui, selon son expression, l'avaient énervé beaucoup (1).

Comme pour tous les dégénérés précédents, la conclusion médico-légale et humaine qui s'impose, après cette étude de l'exhibitionnisme. c'est la complète et constante irresponsabilité des exhibitionnistes atteints de dégénérescence mentale. Ceux-ci, en effet, agissent ainsi parce qu'ils ne sauraient agir autrement. Leur terrain psychique et moral ne leur permet pas d'agir avec le discernement, la conscience et la volonté qui sont, chez les normaux, en plein épanouissement, en pleine force de contrôle.

Les juges et les foules, seront donc, pour les exhibitionnistes, pleins d'une compassion à laquelle ne manqueront pas de les inciter les médecins suffisamment psychologues et consciencieux.

---

(1) Boissier et Lachaux, *Archives de Névrologie*, N° 8.

CHAPITRE IX

Les Dégénérés zoophiles, nécrophiles et mixoscopistes

La cause première de la zoophilie c'est la dégénérescence mentale — Le zoophile est un obsédé, un impulsif et un sadique — Exemple d'un zoophile qui avait des relations avec des lapines — Rapports de la zoophilie avec l'uranisme, le masochisme et le fétichisme — Le cantonnier de Rambouillet — Les chiens des prostituées — Les causes secondaires de la zoophilie — Les hommes privés de femmes et les femmes privées d'hommes — La peur des maladies vénériennes — Préjugé de paysans pour guérir les maladies vénériennes — La peur de la grossesse — Influence de l'alcoolisme chez le dégénéré zoophile — Exemple d'un ivrogne souillant une chèvre sous l'influence de l'alcool — La zoophilie chez les Juifs, à Rome, pendant le Moyen-Age — Extraits des archives criminelles.

La nécrophilie — Définition — Le cas du sergent Bertrand — Les nécrophiles sont des sadistes — L'image de la mort ravit le sadiste — Siméon l'imbécile — Le moine quêteur et la morte — L'ignoble pari d'un carabin — Les amants de la mort dans les lupanars — La clémence qu'on doit aux nécrophiles pauvres.

La mixoscopie — La signification psychologique — Les spectacles désirés par les mixoscopistes — Les mixoscopistes sont des dégénérés sadiques — Neurasthénie des mixoscopistes — Les voyeurs dans les lupanars, dans les salles de bain — Les maris complaisants.

Il est des dégénérés qui se servent d'animaux pour obtenir la volupté sexuelle.

Ces malades ont pendant longtemps dérouté tous les psychologues. A l'heure actuelle, si des cas nous apparaissent encore d'une complexité telle qu'on ne saurait affirmer le nombre et la forme des éléments qui constituent la trame de cette aberration, du moins, pouvons-nous, après tout ce que nous avons vu et analysé jusqu'ici, en cet ouvrage, montrer les causes déterminantes, occasionnelles et prédisposantes de nombreux cas de bestialité, de nécrophilie et de mixoscopie.

La cause première et prédisposante est l'altération du terrain psychique ou dégénérescence mentale. Cette altération est suffisante pour offrir aux aberrations, à la maladie, un champ de facile développement quand les causes occasionnelles et déterminantes mettront l'individu en le danger d'être atteint et vaincu.

La dégénérescence mentale pourra se manifester par une des formes déjà étudiées de la perversion du sens génital. L'amour des animaux, des cadavres et des scènes érotiques ne sera alors que le moyen adopté par le dégénéré pour concrétiser ses maladives tendances.

Le dégénéré est-il un sadique ? Il ne désirera avoir des rapports plus ou moins complets avec des animaux que pour se repaître de leurs souffrances, pour s'enivrer de sa force ainsi manifestée.

C'est le cas de ce dégénéré, cité par Ball, qui pratiquait avec des lapins, un coït qui les faisait mourir.

Un malade n'est impressionné que par des lapines. Pour les autres animaux il est d'une froideur absolue. A la tombée de la nuit, il se dirige vers la soupente où sont logés les lapins de son patron, il s'empare d'une lapine, l'embrasse avec fureur, la presse contre lui et, dans quelques cas, il accomplit le coït. Le nombre de ses victimes est grand car la disproportion des organes amène presque toujours la mort de la femelle. La vue et le contact de la lapine allument ses désirs (1).

Le sadisme est, en effet, suffisamment apparent en cette observation pour ne pouvoir être mis en doute. Ce dégénéré était un sadique. C'était la fureur avec laquelle il pouvait s'emparer des lapines et les presser contre lui-même qui lui donnait l'ivresse sexuelle. Ne pouvant satisfaire à ses sadiques instincts en faisant subir de la douleur à des femmes, il avait recours aux lapines.

Le dégénéré peut être un masochiste ou un uraniste. C'est le cas de ce cantonnier de Rambouillet qu'on surprit en un bois, alors qu'il se faisait sodomiser par un chien (2). C'est le cas de cette prostituée qui, il y a quelques années, conviait les débauchés de la haute société parisienne à assister au coït que pratiquait sur elle-même un énorme bull-dog.

La femme étant normalement masochiste, un peu d'exagération de ce penchant peut amener les femmes à aimer le contact des animaux. Aussi beaucoup de dégénérées lascives demandent-elles à leurs toutous des caresses linguales sur leurs parties génitales. Cette masturbation linguale, opérée par un chien, leur donne une émotion sexuelle qui, est paraît-il, beaucoup plus intense que le cunnilingus opéré par un homme.

D'ailleurs tel est le passivisme féminin, en matière

---

(1) Ball. *Annales de Psychiâtrie et d'Hypnologie,* 1892.
(2) Exemple cité par Tardieu.

sexuelle, que le cunnilingus de l'homme doucereux et sentimental n'émeut guère ou lasse bien vite celle à qui il est accordé, et que, par contre, celui qu'opère une autre femme ou bien un animal, tel qu'un chien, est la source d'une volupté enivrante et toujours désirée.

La folie érotique, dont sont atteintes beaucoup des dégénérées de nos grandes villes, est une cause souvent rencontrée de la zoophilie.

C'est ainsi que la femme P., homicide, étudiée par Lombroso était tellement libidineuse qu'elle avouait s'être masturbée en s'agitant sur une chaise, devant un homme, et *s'être donnée aux chiens*.

Le fétichisme peut, lui aussi, occasionner, chez un dégénéré, des penchants zoophiles.

Un dégénéré sent-il s'éveiller en lui les premiers appétits sexuels en même temps que ses regards tombent sur un animal quelconque, chien, lapin, chèvre, canard, que la volupté sexuelle ne pourra plus être procurée que lorsque la vue d'un de ces animaux aura en même temps impressionné le dégénéré.

En ces cas, l'amour pour tel ou tel animal n'est donc qu'une manifestation du fétichisme et l'animal préféré devient un fétiche. L'exemple clinique d'un cabri fétiche ne doit pas davantage nous étonner que celui du bonnet de coton devenu fétiche, pour le malade dont Charcot et Magnan ont publié l'histoire.

Comme causes secondes, il faut, en première ligne, citer la privation de femmes pour les hommes, et celle d'hommes pour les femmes. Telle est la force avec laquelle l'instinct génital commande aux individus, le génie de l'espèce domine tant la vie et les besoins de l'individu que lorsque les relations sexuelles ne peuvent normalement s'accomplir, les prédisposés de tout degré ne manquent pas de présenter des aberrations génitales.

Or, quand des individus de même sexe se trouvent réunis loin de tout représentant du sexe contraire, les cas de zoophilie ne manquent pas de se rencontrer, en même temps que les accouplements homosexuels deviennent choses courantes.

Dans les casernes, dans les régiments en marche à travers les déserts algériens, de nombreux soldats pratiquent le coït avec des animaux et souillent des juments, des chiennes, des chèvres.

La peur des maladies vénériennes engendre aussi la zoophilie. Certains dégénérés, obsédés par cette crainte de la blennorrhagie ou de la syphilis, recherchent le coït avec des animaux. Par contre, en les campagnes, il est un préjugé qui court les champs et qui dit que les rapports avec un animal sont le moyen de se débarrasser d'une maladie vénérienne.

En outre des maladies vénériennes, ce que craignent nombre de femmes c'est la grossesse. Souvent la famille est déjà chargée, ou bien la grossesse, l'accouchement, sont redoutés avec une intensité morbide, et ces femmes ont recours aux animaux pour se procurer de la jouissance sexuelle.

Moll, Mantegazza ont rapporté des exemples de zoophilie dont des dégénérées étaient atteintes et la science, dit Moreau de Tours, a enregistré de nombreux cas où les femmes de mauvaise vie se faisaient couvrir ou saillir par des animaux.

L'alcoolisme, enfin, peut exciter à la zoophilie les dégénérés qui s'y livrent ou qui naissent de parents s'y adonnant.

L'exemple suivant, rapporté par Moreau de Tours, en outre qu'il prouve le fâcheux effet de l'alcoolisme, chez un dégénéré fils d'alcooliques, montre à quelles obsessions, à quelles violentes impulsions sont soumis les zoophiles. Ces obsessions et ces impulsions font, sans contredit, de ces derniers, des dégénérés et prouvent combien nous avions raison, quand, au seuil de ce chapitre nous signalions la dégénérescence mentale comme cause primordiale de la zoophilie.

Jules T..., père ivrogne ; mère neurasthénique ; a été, de son propre aveu, tourmenté à plusieurs reprises, pendant sa jeunesse, par une incompréhensible envie de s'accoupler avec des animaux. A neuf ans, se trouvant seul à l'établissement, il a eu des relations avec une poule ; à treize ans avec une génisse ; à dix-sept ans enfin avec une ânesse.

A vingt-sept ans, il se met à boire. Le mal alors reprend toute sa violence primitive et qu'avaient momentanément fait disparaître les premières années du mariage.

Le malade devait un jour mener au bouc dans un village voisin une sienne chèvre. Il l'avait étendue dans un tombereau qu'il conduisait lui-même, assis sur une planche. La présence de cette chèvre allant au mâle lui causait un vague malaise, augmenté par la solitude de la route longue et déserte, et qui fit bientôt place à un furieux désir d'avoir des rapports avec la bête.

L'envie prend, dès le premier instant, une intensité inouïe. Il cherche d'abord à se défendre. Il essaie de penser à autre chose ; il accélère la marche du cheval. Mais la tentation est si affreuse qu'il sent sa volonté s'égarer. Il lâche les rênes et se cramponne au bord du tombereau pour résister encore. Les violents battements de son cœur l'ébranlent tout entier. Sa poitrine « se resserre » douloureusement. Il est tout pâle. A ce trouble général s'ajoute une excitation génésique. Il est en érection. La situation devient tout à fait intolérable. A bout d'efforts il se couche au fond de la charrette, et, non sans peine, arrive à ses fins (1).

La zoophilie fut connue de toutes les civilisations. Les juives s'accouplaient avec des boucs pour étancher leur soif de lascivité.

---

(1) Moreau de Tours. *Des aberrations du sens génital.*

L'Éternel, parlant à Moïse, lui dit : « Tu ne t'approcheras point d'aucune bête pour te souiller avec elle et la femme ne se prostituera point à une bête ; c'est une confusion (1) .» Il voulait que cette pratique antinaturelle fut punie de mort. « L'homme qui se sera souillé avec une bête, disait-il, sera puni de mort ; vous tuerez aussi la bête. Et quand quelque femme se sera prostituée à quelque bête, tu tueras cette femme et la bête ; on les fera mourir de mort, leur sang est sur eux (2) ».

Les civilisations grecque et romaine eurent des zoophiles nombreux, tel était le nombre des dégénérés fournis par certaines époques de ces peuples en décadence, tels étaient l'éréthisme qui les corrompait et la dépravation à laquelle on avait alors recours pour calmer l'hypéresthésie du sens génital.

Juvénal, Suétone, ne rapportèrent-ils pas de ces débauches effrénées, où les femmes, ivres de falerne et avides de spasmes, se jetaient demi-nues les unes sur les autres, puis, fatiguées de leurs baisers et de leurs attouchements réciproques et saphiques, demandaient des hommes pour des étreintes plus étroites, plus fortes, plus voluptueusement douloureuses, et réclamaient des *ânes* à défaut de soldats, d'athlètes ou d'esclaves.

Au Moyen-Age, rien ne fut plus commun que la zoophilie. Elle était, conformément à la loi de Moïse, regardée comme un crime et punie de mort.

Les âmes aveuglément crédules de ces siècles somnolents et guerriers, la considéraient comme un reste de paganisme. Le fait que Moïse en parle en ses ordonnances nous prouve que le paganisme ne l'inventa point et que

---

(1) Lévitique. Chapitre XVIII, v. 23.
(2) Lévitique, Ch. XX, v. 15 et 16.

le peuple de Dieu la connaissait aussi bien que les peuplades polythéistes de l'Hellade.

Les registres du Parlement sont remplis des noms de ces malheureux qu'on brûlait avec leur chèvre, leur vache, leur pourceau ou leur oie.

Dans les registres des naissances de l'église de Hédé (Ile-et-Vilaine) où le recteur de cette paroisse, à l'instar de beaucoup de ses confrères, inscrivait les faits saillants de son histoire locale, Corre et Aubry ont trouvé noté le cas suivant de zoophilie.

« Le mardi 8 mai 1617, Julien Largereux fut condamné à être brûlé vif pour avoir été accusé et convaincu d'avoir abusé d'une quevalle (1), dont il fut appelant et le 8 juin, au dit an, a été brûlé sur le... avec la jument ». (2).

De nos jours encore, les assises des Côtes du Nord et du Finistère sont extrêmement chargées d'affaires de mœurs et parmi celles-ci se trouvent fréquemment des cas de zoophilie.

En le monde des protituées, enfin, ou des bourgeoises lascives qui ne peuvent donner libre cours à leurs désirs érotiques, vivent nombre de caniches, de lévriers, qui sont d'autant plus choyés par leurs maîtresses qu'ils leur donnent des voluptés plus intenses, au moyen de pratiques. en vue desquelles ils sont spécialement éduqués, et que nous nous dispensons de décrire.

Par nécrophiles on entend les dégénérés qui associent à la volupté sexuelle la profanation des cadavres. Le public appelle vampires ceux-là dont les journaux, en un but commercial. narrent tout au long. parmi les faits

---

(1) Cavale : jument.
(2) Corre et Aubry, *Documents de criminologie rétrospective.*

divers ou bien en le cours des feuilletons, les macabres exploits.

Les gens qui se croient d'une pensée saine, alors qu'en réalité ils ne font que penser ainsi qu'on leur apprit, c'est-à-dire, suivant un code de convenances et de croyances sans évolution, les pleutres poussent un *tolle* imbécile, au récit qu'on leur fait des actes de nécrophilie commis par des dégénérés. Ceux-ci, en effet, sont, comme ce malheureux sergent Bertrand, les jouets de leurs impulsions et de leurs obsessions morbides. Ils ne peuvent se soustraire à la force qui leur fait désirer la mutilation des cadavres.

Leur volonté est complètement annihilée. Ils ne savent plus vouloir. Leur personnalité humaine est suffisamment asservie pour n'être plus reconnue responsable.

Voici l'histoire du sergent Bertrand, dégénéré nécrophile. Elle nous servira à expliquer la nécrophilie et à délimiter la responsabilité morale des nécrophiles.

Dès son enfance, il en vint à la masturbation, sans y avoir été entraîné. A l'âge de neuf ans, il commença à éprouver de l'affection pour les personnes de l'autre sexe. A l'âge de 13 ans s'éveilla en lui le puissant désir de satisfaire ses sens avec des femmes. Il se masturbait sans cesse. En se livrant à cet acte, il se représentait toujours une chambre remplie de femmes. Il se figurait alors accomplir avec elles l'acte sexuel et qu'ensuite il les maltraitait. Bientôt, il se les représenta comme des cadavres, et dans son imagination, il se voyait souillant des cadavres.

Parfois, quand il se trouvait dans cet état, l'idée lui vint d'avoir affaire aussi à des cadavres d'hommes, mais cette idée le remplissait toujours de dégoût. Ensuite il éprouvait le vif désir de se mettre en contact avec de véritables cadavres. Faute de cadavres humains, il se procurait des cadavres d'animaux auxquels il ouvrait le ventre pendant qu'il se masturbait.

Vers la fin de 1846, il lui vint pour la première fois l'envie de se servir de cadavres humains. Comme il venait d'apercevoir, au cimetière, la tombe d'un mort qu'on venait d'enterrer, cette envie le prit si violemment, en lui causant des maux de tête et des battements de cœur, que, malgré les dangers qu'il courait d'être découvert, il se mit à déterrer le cadavre.

Au milieu des plus grandes difficultés, il put, en l'espace de deux ans, satisfaire environ quinze fois à son envie de brutaliser des cadavres. Il déterrait les cadavres avec ses ongles, telle était sa fureur, et ne s'apercevait pas des blessures qu'il se faisait aux mains. Une fois en possession du cadavre, il l'éventrait avec son sabre, en arrachait les entrailles pendant qu'il se masturbait.

Au mois de juillet 1848, il tomba par hasard sur le cadavre d'une jeune fille de seize ans. Alors, pour la première fois, s'éveilla en lui l'envie de pratiquer le coït sur le cadavre. « Je le couvrais de baisers et le pressais contre mon cœur, comme un enragé. Toute la jouissance qu'on peut éprouver avec une femme vivante n'est rien, en comparaison du plaisir que j'éprouvai. Après en avoir joui environ quinze minutes, je dépeçai, comme d'habitude, le cadavre et en arrachai les entrailles. Ensuite, je l'enterrai de nouveau. » A partir de cet attentat, Bertrand sentit l'envie de jouir sexuellement des cadavres avant de les dépecer, ce qu'il fit avec trois cadavres de femmes.

Le lecteur est assez familiarisé, à présent, avec les différentes formes de l'appétit sexuel pour avoir vu, en le sergent Bertrand, un dégénéré sadiste.

Que désire en effet, le jeune Bertrand, à l'âge où commencent à s'éveiller en lui l'instinct génital et le désir du coït ? Son idéal est de coïter avec des femmes qu'il pourrait maltraiter à son aise, tout à son goût sadique. Un peu plus tard, il aspire à se représenter ces femmes comme mortes. On ne saurait trouver une plus belle évolution du sadisme.

L'idéal de la victoire est de terrasser l'adversaire, d'en faire sa chose, de le traiter tout à sa guise, de faire subir à son corps mille souillures qui sont les stigmates de la domination infligée et les signes de la défaite.

Or le sadique n'aspire qu'à une chose, à dominer, à faire sentir sa force, parce qu'il goûte, en cette conscience de la force trouvant à s'imposer, une volupté sexuelle intense que nulle autre chose ne saurait lui donner.

Le sergent Bertrand trouve sa soif d'assouvissement et de cruauté étanchée, quand il peut se livrer sur un cadavre aux besognes dont il fut parlé en son histoire. C'est un dégénéré sadique.

En outre des penchants sadiques qui sont, à nos yeux, suffisants pour certifier la dégénérescence, il y a d'autres symptômes bien nets chez le sergent Bertrand : l'obsession et l'impulsion, suivies d'un bien-être voluptueux, dès que le cadavre a subi la mutilation.

La dégénérescence est plus évidente encore, si cela est possible, chez ce nécrophile atteint d'imbécillité et qui, employé par charité à l'hospice de Troyes, souillait les cadavres des pauvres gens qui y mouraient.

Siméon, inintelligent et malpropre, avait été élevé à l'hospice de Troyes. Placé dans une ferme, près de Troyes, il se jettait sur la première femme venue, pour tenter d'assouvir sa fureur charnelle.

Hospitalisé à Troyes, un attrait particulier l'attirait alors puissamment vers les plus sales garnitures de lits, vers le linge de corps imbibé de la dernière sueur, et surtout vers les draps dans lesquels une femme venait de mourir. Siméon se tenait aux aguets pour s'en emparer, ne fût-ce que pour un instant.

Pour peu que des contaminations récentes soit stercorales, menstruelles, leucorrhéiques ou autres, imprégnassent fortement les tissus qu'il saisissait d'une main furtive, on le voyait, lorsqu'on ne l'empêchait pas aussitôt, se délecter à en aspirer l'odeur, et témoigner le désir de s'envelopper dans les replis de ces draps contaminés.

Il fut un jour pris sur le fait, et l'on sut, d'après ses propres aveux, que toutes les fois qu'un cadavre féminin était descendu au dépôt mortuaire, il s'y introduisait furtivement et s'y livrait à de honteux ébats (1).

Pendant fort longtemps, pendant même des milliers d'années, la nécrophilie fut considérée comme un acte tellement abominable qu'on en condamnait invariablement les auteurs au bûcher et que leurs procès encombrent les registres des Parlements.

Aujourd'hui, des faits comme ceux que nous venons de relater appartiennent à la littérature médicale et du passé nous ne connaissons jusqu'alors, sur cette matière, que ce qu'un praticien éclairé nous en voulut conserver. Telle est la signification de l'exemple suivant.

En 1787, à Citeaux, un mien aïeul, qui était médecin de cette célèbre abbaye, sortait un jour du couvent pour aller voir, dans une cabane située au milieu des bois, la femme d'un bûcheron que la veille, il avait trouvée mourante. Le mari, occupée à de rudes travaux loin de sa cabane, était forcé d'abandonner sa femme qui n'avait ni enfants, ni parents, ni voisins autour d'elle. En ouvrant la porte du logis, mon grand'père fut frappé d'un spectacle monstrueux ; un moine quêteur accomplissait l'acte du coït sur le corps de la femme qui n'était plus qu'un cadavre (2).

Un tel acte commis par un moine fournit au romancier de Kératry le thème d'un de ses romans qui a pour titre « *Le dernier des Beaumanoir* ».

Les moines quêteurs qui allaient de paroisse en paroisse, toujours certains d'un bon gîte, étaient souvent atteints d'idiotie, d'imbécillité et il ne faut pas s'étonner de leur voir commettre des actes semblables.

---

(1) Lunier. *Annales médico-psychologiques*, 1849, page 153.
(2) Michéa. *Union médicale* 1849.

L'un d'eux ayant, en une chaumière, pratiqué le coït sur un cadavre de femme, apprit, en passant dans le même village, quelques années après, que la femme n'était qu'en léthargie et qu'elle était mère d'un enfant qu'elle avait conçu pendant sa période d'inconscience. Il l'épousa, dit-on.

De nos jours, en outre du pari stupide que fit un étudiant en médecine de commettre l'acte du coït sur un cadavre, et qui fut tenu à ce que prétend Morel, médecin de Saint-Yon (1), les nécrophiles sont rares et, si n'étaient quelques « vampires » dont on parla beaucoup ces dernières années, les nécrophiles ne seraient plus connus que par les tenanciers de lupanars bien aménagés.

Nombre de sadiques réclament, en effet, à prix d'or une comédie spéciale aux maisons dont ils sont les clients lucratifs et lunatiques. Ils veulent qu'une prostituée, la plus belle, la plus forte, la plus épanouie quant aux chairs, quant à la chevelure, quant aux seins, la plus luxuriante enfin, simule un cadavre reposant les mains jointes , sur quelque catafalque, au milieu de tentures noires, aux larmes d'argent.

Quand tout est disposé pour donner l'illusion d'une véritable chapelle ardente, le sadique nécrophile vient prier aux pieds de la prétendue défunte et soudain se jette sur la prostituée qui joue le rôle du cadavre et qui doit le jouer jusqu'au bout, c'est-à-dire s'abstenir du moindre mouvement pendant tout le cours de cette macabre comédie.

Encore une fois nous le constatons, il n'est pas de vice si abominable, il n'est pas d'aberration, il n'est pas de maladie qui ne trouve en la Société de quoi s'alimenter pour grandir en force, en autorité. Il est vrai que c'est

---

(1) *Gazette hebdomadaire de médecine*, 1857.

la Société qui les fait éclore. Partant rien d'étonnant à ce qu'elle les nourrisse.

Une simple remarque pourtant, en terminant, si le dégénéré nécrophile ne peut se payer le luxe d'une telle comédie de la mort, avec figurante et décors, comment satisfera-t-il à son penchant irrésistible ? Il profanera des tombes dans les cimetières, il souillera de vrais cadavres.

Fort bien, mais alors pourquoi ne pas témoigner envers eux de la même clémence dont on a usé envers le nécrophile aux écus ?

Notre avis n'est pas de les punir, il n'est pas non plus de les absoudre sans sanction. Nous voudrions qu'on les enfermât en les maisons de santé où l'on envoie se guérir des cerveaux moins malades.

Les mixoscopistes sont des dégénérés qui trouvent de la volupté en assistant au spectacle d'un coït qui se déroule sous leurs yeux. Vulgairement on les appelle « voyeurs ».

Souvent les mixoscopistes se repaissent de la vue d'un accouplement normal accompli par un homme et une femme. Plus souvent encore il ne s'agit que d'un déshabillage ou d'un habillage effectué avec art et provocation. Parfois il s'agit d'ébats homosexuels auxquels se livrent deux saphistes ou dont certains éphèbes, voire même des jeunes filles impubères, sont les acteurs et les héroïnes.

Mais quel que soit le spectacle auquel le dégénéré mixoscopiste se plaise à assister, l'explication psychologique, la pathogénie, est toujours la même : la mixoscopie est, elle aussi, une manifestation du sadisme.

Quel est, en effet, l'état d'âme du voyeur devant qui s'accomplissent un coït normal, une union homosexuelle, devant qui évoluent des théories d'éphèbes ou de jeunes filles au corps gracile ?

Le voyeur, subissant l'influence suggestive de l'acte, ou celle de son instinct, se croit en train de posséder la femme qui est dominée voluptueusement par un homme ou par une autre femme. Il se substitue à la personne qui tient l'autre en sa possession sexuelle, et, comme elle, avec elle, il jouit de l'ivresse qu'il voit procurer et goûter.

En face des lignes harmonieuses, de l'épiderme et des formes des éphèbes et des jeunes filles, le voyeur laisse son instinct sadique, son rut dominateur, s'emparer en rêve de tant de pureté physique, d'une si fraîche beauté. Il s'agit en ce dernier cas d'un coït idéal analogue à celui dont s'enivraient un artiste en face de son modèle et une femme saphiste devant le corps de son amante.

Les dégénérés mixoscopistes font énormément travailler leur imagination. Ils se créent, en effet, un état d'âme de ravisseur, d'être actif, alors qu'ils ne sont que des spectateurs inactifs. Cette fatigue de l'imagination engendre souvent de la neurasthénie et ce n'est pas cet épuisement nerveux qui pourra améliorer la dégénérescence mentale si nettement accusée.

Les mixoscopistes sont bien connus dans les maisons publiques et de rendez-vous, où ils achètent fort cher le droit de plonger leur regard, par quelque interstice savamment dissimulé, en les chambres où les prostituées vendent leur amour. Les établissements de bains, les loges d'artistes, en certains music-halls, ont de ces témoins dissimulés qui prennent grand plaisir à venir assister au déshabillage des baigneuses et des figurantes.

Il est même des maisons spéciales qui sont minutieusement aménagées pour satisfaire les désirs de cette sorte de dégénérés. Un système de glaces y permet les spectacles dont une foule de voyeurs, placés en des boxes, peut s'enivrer et qui consistent en des ébats lubriques, en des déshabillages répétés sous forme d'essayages.

Les riches mixoscopistes se paient en leurs demeures, de ces représentations maladives. D'ordinaire ils demandent au personnel des maisons closes d'en être les actrices et des prostituées vont ainsi, à domicile, donner un spécimen de leurs amours saphiques.

Il est enfin, des maris mixoscopistes qui mènent leur femme au lupanar pour lui faire choisir quelque prostituée, en la compagnie de laquelle elle goûtera, devant lui, une volupté saphique, en un accouplement homosexuel. Nombre de femmes mariées dont l'appétit sexuel est orienté vers le saphisme, n'ont l'autorisation d'avoir constamment leur amante, leur âme sœur, sous le toit conjugal que parce que leurs maris, atteints de mixoscopie, aiment se repaître de la contemplation de leurs ébats.

Ce rapide aperçu montre sous quel jour il faut considérer les mixoscopistes, les voyeurs, et de quel nombre on les peut soupçonner. Toutefois, la littérature scientifique, médicale, contient encore trop peu d'éléments, trop peu de renseignements sur leur vie psychique, pour que nous puissions dire qu'un tableau clinique saurait aujourd'hui en être tracé.

CHAPITRE X

CONCLUSIONS

Nous en avons fini avec l'étude des différents modes que peut revêtir l'amour chez un dégénéré. Nous croyons avoir clairement montré combien et comment l'instinct génital se trouve déformé par la dégénérescence mentale.

Chez le dégénéré peuvent se réveiller d'ataviques tendances. C'est le cas du sadiste chez qui l'instinct dominateur, développé en son paroxysme, nous semble comme une réapparition des désirs auxquels obéissait jadis l'ancêtre bestial et ravisseur. Le sadiste allie la volupté sexuelle à la cruauté dont il est la cause ou le témoin. Au sadisme nous avons rattaché la zoophilie, la nécrophilie et la mixoscopie.

Le dégénéré, par suite d'une anomalie subie par le développement de son centre psycho-sexuel, — anomalie qui est elle-même symptomatique de la dégénérescence, — peut posséder des appétits génitaux qui ne sont pas ceux de son sexe.

Il désirera alors accomplir le coït passif, c'est-à-dire qu'il prendra du plaisir à être dominé par la femme, et ce sera un masochiste, ou bien, poussant plus loin son inversion, il aura, en amour, non seulement le même désir de passivisme, mais encore le même objet, c'est-à-dire l'homme et ce sera un uraniste.

Par contre la femme pourra avoir des désirs de domination virile, elle sera superbe, autoritaire, cruelle et manifestera ainsi son sadisme ; elle aura même de l'homme non seulement le désir de possession, mais encore le même objet, c'est-à-dire la femme, et ce sera une saphiste.

Au masochisme nous avons rattaché certains cas d'exhibitionnisme.

En l'esprit de certains dégénérés, enfin, se formeront des associations indissolubles et morbides entre une sensation quelconque et la volupté sexuelle. La première évoquant fatalement la seconde et celle-ci ne pouvant être éveillée sans le concours de celle-là. Nous avons donné à cette aberration le nom de fétichisme.

Qu'il s'agisse d'un sadiste, d'un masochiste, d'un fétichiste ou d'un inverti, toujours nous trouvons, chez le malade, de ces stigmates de dégénérescence que nous avons énumérés et analysés en notre premier chapitre et parmi lesquels il faut citer comme les plus importants : l'obsession et l'impulsion, l'obsession étant à l'idée ce que l'impulsion est à l'acte.

Les dégénérés étant des obsédés et des impulsifs, leur responsabilité se trouve anéantie puisque leur volonté n'est pas en mesure d'être maîtresse chez elle. Il s'ensuit que, devant les tribunaux, il faut donner un coefficient énorme à la dégénérescence mentale, puisque, lorsqu'il s'agira d'un dégénéré, on ne cherchera pas à lui appliquer les textes des lois, mais à le confier à des médecins pour essayer de le guérir en faisant l'éducation de sa volonté.

Les dégénérés doivent donc être considérés comme les malades que la Société doit rougir de punir, mais qu'elle doit prendre sous sa protection pour les défendre contre la tourbe des ignares et des normaux. Il serait ridicule de se vanter de n'être ni bossu, ni manchot ; il serait stupide d'insulter ceux-là qui sont atteints de semblables infirmités, il serait criminel de les punir.

Le cas est semblable pour les dégénérés qu'on traîne en la boue, qu'on couvre d'opprobre. Il faut réagir contre ces préjugés qui sont les fruits amers des traditions aveugles. C'est ce que nous avons voulu faire en ce livre.

Ayons de la pitié, ami lecteur, pour ceux-là qu'on insulte parce qu'ils sont, du fait de leur état de dégénérescence, livrés pieds et poings liés, à leurs obsessions et à leurs impulsions et demandons à la Société qu'elle les protège et qu'elle les guérisse.

Si la Société a le devoir et le droit de se protéger, ce ne lui est pas une nécessité d'enfermer en les geôles ceux-là pour qui seraient plus salutaires les ombrages et le repos des maisons de santé.

Le professeur Cornil, ayant trouvé, chez un exécuté, des lésions significatives d'aliénation mentale, s'écriait avec un juste courroux : « si la guillotine doit être comprise dans le traitement de l'aliénation mentale, qu'on le dise ! »

Il ne faut pas que de si justes colères puissent être élevées, et pour cela, il faut que le médecin ait sa voix prépondérante devant les tribunaux qui jugent les actes dont en cet ouvrage nous nous sommes préoccupés.

Nous avons voulu qu'après la lecture de ce livre, des horizons nouveaux s'ouvrent devant le lecteur, horizons de clémence, de vérité et d'humaine pitié. Nous sommes persuadés d'avoir atteint notre but.

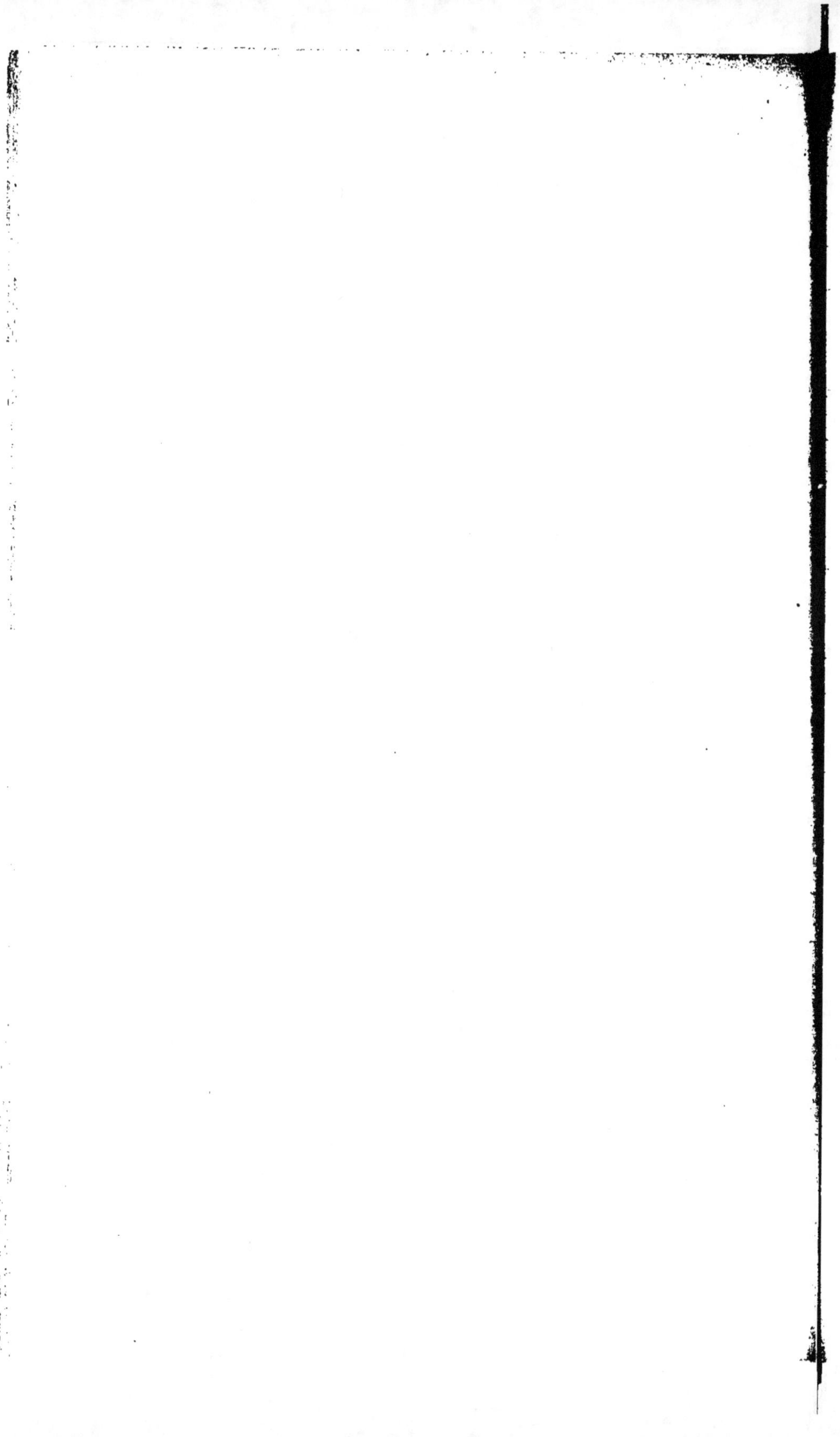

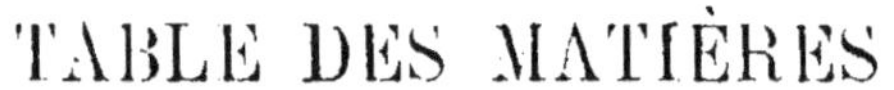

TABLE DES MATIÈRES

CHAPITRE I

La Dégénérescence, les Dégénérés, les troubles de la fonction sexuelle

L'étude des dégénérescences humaines — Historique — Le traité de Morel — Ecole de Magnan — Tout le monde se pare d'une manie — Définition de la dégénérescence — La dégénérescence aboutit à l'anéantissement de l'espèce — Le théisme de Morel — L'idée d'évolution — Valeur anthropologique du dégénéré — Thèse de Lombroso — Celle de Magnan — Le dégénéré n'est pas améliorable.

Causes de la dégénérescence — Milieu cosmique et milieu social — Le paludisme et le crétinisme — Les famines, les guerres, les épidémies — La misère sociale — Les collectivités — Les oisifs et les surmenés — La vie sédentaire — Un mot de Montaigne — L'éréthisme que développe la vie des cités — La dégénérescence dans les milieux ruraux — L'alcoolisme et les mariages consanguins — Maladies du fœtus, accidents de la grossesse.

Dégénérescence héréditaire et dégénérescence acquise — Stigmates physiques et stigmates moraux — Non parallélisme de ces deux catégories de stigmates — Définition du stigmate de dégénérescence — Enumération des principaux stigmates physiques — Altérations remarquées sur des cerveaux de criminels — Stigmates psychiques — Vie du dégénéré — Les obsessions et les impulsions — Mécanisme de la désiquilibration mentale — Les principales obsessions — Les monomanies ne sont que des syndromes épisodiques de dégénérescence — Les obsessions qui ne sont que des syndromes épisodiques de dégénérescence —

CHAPITRE II

Les Dégénérés Sadistes

CHAPITRE III

Les Dégénérés Masochistes

La femme veut être dominée — Une pensée de Schiller — Les hommes qui ont les tendances des femmes à la soumission — Définition du masochisme — Les romans de Sacher-Masoch — Masochisme normal et masochisme pathologique — L'instinct de la conservation et le masochisme — Les femmes masochistes — Une femme qui aime l'odeur de l'urine mâle — Les russes et les hongroises — Les clubs de femmes fouetteuses — Une curieuse annonce des journaux anglais — Faisons la paix et embrassons-nous — Une aventure de Saint-Bernardin — La flagellation au moyen-âge — Les pénitents blancs — La flagellation et le sens génital — La flagellation sert au masochiste pour lui réaliser ses tendances.

Les différentes sortes de masochisme — Le masochiste qui recherche la douleur physique et celui qui aspire à la souffrance morale — Les amoureux des grandes dames, des femmes de haute stature — Les masochistes qui se font piétiner — La bottine symbole — La joie que ressent un dégénéré à être le coursier que chevauche une femme éperonnée — Un malade qui va solliciter les raclées des voyous.

Le masochisme de J.-J. Rousseau — Le pagisme — Le prétendu comte qui trouve de la joie à se faire mettre à la porte — Les clients de lupanars qui veulent être bafoués — Les pratiques immondes et leurs partisans — Les petits papiers d'un notaire — Les coprophages — Le pain de la vespasienne — Le lavement que boit un homme de lettres.

Le masochisme chez les invertis — Le dégoût du masochisme pour le coït — La peur des maladies vénériennes —

CHAPITRE IV

Les Dégénérés Fétichistes

L'amour normal est une synthèse — Définition du fétichisme — Fétichisme anodin et fétichisme pathologique
— Le culte des brimborions — Pouvoir et obsession du
fétiche — L'habileté des boulevardières — Grande variété
de fétichismes.

Fétichisme du costume — Le déshabillé et ses partisans
— Les pièces à femmes — Nécessité de la présence du
fétiche pour l'accomplissement du coït — Les fétichistes
du linge de femme, du tablier — Histoire d'un dégénéré
fétichiste du tablier — Fétichisme parfait — Fétichisme
de la couleur blanche — Fétichisme des chemises de femme,
des dessous soyeux — Les collectionneurs de fétiches —
Les suiveurs et les voleurs de mouchoirs — Les renifleurs —
Relations de l'odorat avec le sens génital — Fétichisme de
la soie, du velours, des fourrures — Observation de Tarnowsky — Le coupeur de nattes — Une intelligente et
humanitaire décision du Dr Garnier — Les risques que
courent les cheveux flottants aux milieux des foules et des
attroupements — Le mépris que les fétichistes ont de la
femme — Observation du Dr Voisin — Fétichisme du
soulier, des bottines élégantes — Relations du fétichisme
avec le masochisme et le sadisme — Les ramasseurs de
boue — Fétichisme des parties du corps, du pied nu, de la
main, des yeux — Un professeur de lycée trop naïf — Les
amoureux de cuisses opulentes — Les frotteurs — Féti-

CHAPITRE V

Les Dégénérés érotiques, impuissants érotomanes et mystiques

CHAPITRE VI

Les dégénérés uranistes

Les lois de l'attraction et de la répulsion des sexes — Les amours homosexuels des dégénérés — Définition de l'uranisme — Lettre d'un uraniste à Emile Zola — Enfance de l'uraniste — Ses goûts préférés — Amour de l'uraniste pour les vêtements féminins — Passivité de l'uraniste — Différences entre le masochisme et l'uranisme — La recherche de la contemplation des organes génitaux — La coexistence chez le même dégénéré de l'uranisme et des grandes qualités artistiques — — Autobiographie d'un professeur de faculté atteint d'uranisme.

Causes de l'uranisme — Explication métaphysique d'Ulrichs et de Schopenhauer — Hypothèses de Mantegazza et de Gley — Hallucinations des uranistes — Hermaphrodisme de l'embryon — L'impuissance peut être une cause occasionnelle de l'uranisme — La maladie des Scythes — Le mujerado des tribus indiennes de Pueblo — L'uranisme chez les dégénérés inférieurs, chez les vieillards, les paralytiques généraux, les épileptiques — L'éréthisme et l'épuisement produits par les cités — Les spectacles où l'on encense la Beauté comme chez les antiques — Un bal d'uranistes à Berlin — L'uranisme des abstinents — Le dégoût qu'ont pour les femmes les malades atteints de syphilis, de blennorrhagie — Les grandes collectivités où l'on ne trouve pas de femmes déforment l'amour — Traitement préventif des dégénérés uranistes — L'uraniste n'est-il qu'un fétichiste des fesses ? — Uranisme congénital et retardé — Les impulsions et les obsessions qui tyrannisent l'uraniste.

Les pratiques des uranistes — La pédérastie active et pas-

231

CHAPITRE VII

Les Dégénérés Saphistes

CHAPITRE VIII

Les Dégénérés exhibitionnistes

CHAPITRE IX

Les Dégénérés zoophiles, nécrophiles et mixoscopistes

CHAPITRE X

Fontenay-aux-Roses (Seine). — Imp. Louis Bellenand